_____께

心身의 健康을
祈願합니다.

                                    드림
_____

병원을 멀리하는 건강관리 에센스

초판 3쇄 2017년 8월 17일

지은이 | 류영창
펴낸이 | 이형
펴낸곳 | ㈜건설교통저널
주 소 | 06674 서울시 서초구 서초대로 46-1 (방배동)
대표전화 | 02-3473-2842 **팩스** | 02-3473-7370
홈페이지 | www.ltm.or.kr

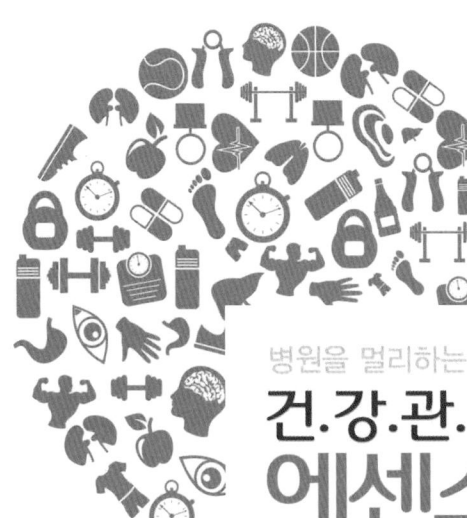

병원을 멀리하는

건.강.관.리 에센스

류영창 지음

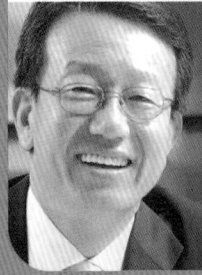

치료할수록 생명이 단축되는 항암치료…
의사들이 말하지 않는 불편한 진실!
생활식단 통한 똑똑한 건강관리법 총망라!

건설교통저널

Prologue

온 국민이 바른 생활건강법을 실천하는 날을 기다리며

'의사들에게 맞아죽을 각오로 쓴 「생활건강사용설명서」 책을 발간한 지도 3년이 넘었습니다. 아직까지 살아있는 자신을 보면서, 몇 가지 이유를 생각해 봅니다. 이런 종류의 책이 너무 많아 일일이 대꾸할 여유가 없었던지, 아니면 너무 옳은 내용이어서 그런지….

그동안 〈건설경제〉, 〈EOVISION 21〉, 〈月刊 국토와교통〉 등에 기고하였고, 국가미래연구원의 블로거로서 지속적으로 활동함으로써 건설교통인 및 일반인에게 차츰 알려지게 되었다고 생각됩니다.

아울러, 국토교통부 5개 지방청, 의왕시청, 산림과학원, 국립생태원, 농협안성교육원, 민방위·재난안전교육원, ㈜도화, 삼보기술단, 건설교통신기술협회 등 많은 기관 및 행사장에서 건강 강연을 하면 처음에는 "의사도 아닌 사람이 뭘 알겠나?" 하는 표정으로 대하다가, 진지하게 약의 부작용 사례, 의료사고, 그동안 잘못된 서양의학 치료 사례 등을 제시하면 점차 이해를 하게 되면서 열심히 듣는 것을 몸으로 체험해 오고 있습니다.

서양의학의 치료법이 약에 과도하게 의존한다는 것은 어렴풋이 알겠는데 약을 끊자니 찜찜한 느낌이 들어 실천을 못하는 분들이 많다는 것을 느꼈습니다.

서양의학에서 보편적으로 사용하는 대증(對症)요법은 100세 시대에 적용하기에는 문제점이 많습니다. 세계적인 면역학자 아보 도오루 박사의 말과 같이 열나고, 가렵고, 통증이 생기는 것은 인체의 자연치유력이 발동되려는 것인데 대증요법에서는 증상만을 없애는 방향의 처방을 내리는 등 근본 치유와는 거리가 먼 방향의 치료법을 사용합니다.
특히 고혈압, 당뇨병, 고지혈증과 같은 생활습관병을 약으로만 다스리는 것은 잘못된 방법입니다. 급할 경우에만 약을 먹고, 그 후에는 올바른 생활습관을 갖고 실천하도록 하는 것이 근본 치유를 위한 방법인데 서양의학에서는 대부분 약으로 치료하려 합니다. 어떤 의사는 겁을 주면서까지 약을 줄이거나 끊지 못하게 합니다.

Prologue

위급한 상황에서의 수술, 정확한 진단 측면에서는 서양의학의 유용성이 있습니다. 그러나 약 위주의 치료법은 지양해야 합니다.

우리는 원하든 원하지 않든 100세 시대에 접어 들 것인데 현행 서양의학의 치료법은 100세 시대에는 맞지 않는 방법입니다. 취약한 50~60세 때부터 약에 의존하는 치료법을 사용하면, 약의 부작용 때문에 다른 병이 5~10년 간격으로 여러 텀을 두고 발생하게 되어 복합 질병에 시달리면서 고생은 고생대로 하고 못 고치면서 의료비 지출은 급증하는 이른 바 "medi-poor" 상태를 면키 어렵습니다.

많은 건강 강연을 하고, 계속 자료를 수집하면서 이러한 문제해결을 위해서 필자가 평생을 두고 노력하여 국민들께 바른 건강관리법을 알려드려야 하는 분야라는 생각을 더욱 강하게 갖게 되어 온 국민께 바른 건강법을 가르쳐 드린다는 원(願)을 세우고 실행하고 있습니다.

중국의 전설적인 명의 화타를 왕이 초치하여 치료의 비결을 묻자, "저는 병이 났을 때 고쳐주는 하의(下醫)에 불과합니다. 반면, 제 큰 형님은 병이 나지 않도록 해주는 상의(上醫)입니다"라고 한 말은 우리에게 큰 교훈이 됩니다. "나를 사랑하지 않는 사람은 남도 사랑할 수 없다"는 말이 있습니다. 귀중한 내 몸을 사랑하고 아껴야 합니다. 내 건강은 의사가 지켜주는 것이 아니고, 스스로의 노력으로 만들어 가는 것입니다.

의학적 전문지식이 부족하여 과학적인 근거가 미흡한 부분이 있을 경우, 필자에게 조언해 주시면 수정·보완할 계획입니다.

5년여 기간 동안 건강칼럼을 게재토록 해 준 〈건설경제〉 관계자들께 감사드리고, 포켓용 책을 발간하는데 격려와 지원을 해주신 국토교통부 추병직 前 장관님, 유상열 前 차관님, 손선규 건설진흥회장님께도 감사드립니다. 아울러, 출판 기획을 해주신 〈月刊 국토와교통〉 이형 사장님께도 감사 말씀을 드립니다.

2016년 10월

청계산자락 명관헌에서 류영창

Contents

제1절 총론

01 신야 히로미가 권하는 7가지 생활습관 ····· 15

02 불편한 진실
1. 약품 부작용 약사(略史) ····· 25
2. 서양 의학의 과오 ····· 32
3. 문제점 많은 서양의학 ····· 36
4. 의사에게 살해당하지 않는 47가지 방법 ····· 40
5. 건강기능식품과 탄산 음료 ····· 54

03 자연치유
1. 자연치유가 왜 중요한가? ····· 63
2. 면역력이란? ····· 66
3. 면역력 강화를 위한 식이요법 ····· 78

04 건강에 좋은 식품

1. 활성산소(活性酸素)란? ·················· 83
2. 항산화제(抗酸化劑) ······················ 87
3. 식이섬유 ···································· 93
4. 음식 궁합 ································· 96

제2절 건강관리법

01 소화기 건강

1. 우리나라 사람들에게 소화기 질환이 많은 이유 ··· 109
2. 왜 잘 씹어 먹어야 하는가? ············ 110
3. 위(胃)와 먹을거리 관계 ··················· 113
4. 장(腸)의 중요성 ······························ 120
5. 위상(胃相), 장상(腸相) ···················· 121

Contents

6. 동·서양인(人) 장(腸)의 차이 ·········· 122
7. 대변의 모양과 냄새 ················· 123
8. 어떤 동물의 고기를 먹어야 하나? ········ 124
9. 해독 ····························· 125

02 혈액·혈관 건강

1. 암보다 무서운 혈관 질환 ············· 133
2. 위험 인자 ························ 134
3. 혈액·혈관 질환 영향요소 ············· 134
4. 매끈한 혈관 만드는 생활 요법 ········· 138
5. 식이요법 ························· 140
6. 피해야 할 식품 ···················· 142

03 암치유

1. 암과의 전쟁 ······················ 147
2. 식습관과 암의 관계 ················· 151
3. 암 재발 방지법 ···················· 156

04 뇌(腦) 건강

1. 인생의 질(質)을 좌우하는 뇌 건강 ·············· 171
2. 뇌에 중요한 6가지 영양소 ······················· 172
3. 비행(非行) 학생과 음식의 관계 ················· 173
4. 뇌에 나쁜 요소 ······································ 175
5. 알츠하이머병과 치매 ······························ 178
6. 뇌에 좋은 영양 물질 ······························· 182

05 Mind Control

1. 호흡의 효능 ··· 189
2. Mind Control ······································· 192

06 탈모 관리

1. 탈모의 현황과 원인 ································ 199
2. 탈모 유전자 스위치를 누가 켜는가? ·········· 205
3. 탈모 유전자 스위치를 끄는 방법 ··············· 206

제1절

총론

제1장

신야 히로미가 권하는 7가지 생활습관

세계 최초로 대장내시경을 사용하여 개복(開腹)을 하지 않고 폴립을 제거하는데 성공한 일본 태생의 세계적인 미국인 의사 신야 히로미가 권하는 생활습관 7가지를 건강관리를 위한 생활요법의 모델로서 추천한다.

신야 히로미가 권하는 7가지 생활습관

세계 최초로 대장내시경을 사용하여 개복(開腹)을 하지 않고 폴립을 제거하는데 성공한 일본 태생의 세계적인 미국인 의사 신야 히로미가 권하는 생활습관 7가지를 건강관리를 위한 생활요법의 모델로서 추천한다.

■ '좋은 식사'를 위한 실천 사항

1. 효소가 풍부한 익히지 않은 식품(채소나 과일)을 매일 섭취
2. 도정하지 않은 곡류(현미나 잡곡밥)를 주식으로
3. 낫토나 된장, 절임식품과 같은 양질의 발효 식품을 매일 먹는다.
4. 채소, 과일은 유기 농산물로 고른다.
5. 미역, 다시마, 김 등의 해조류를 매일 섭취
6. 첨가물이 많은 가공식품이나 인스턴트 식품 등을 너무 많이 먹지 않는다.
7. 백설탕이나 유지류를 사용한 식품을 너무 많이 먹지 않는다.
8. 육류, 우유, 유제품 같은 동물성 식품의 섭취를 전체 섭취량의 15% 이내로 제한
9. 꼭꼭 씹어 천천히 먹는다.
10. 식사를 규칙적으로 하고 간식이나 야식(夜食)은 하지 않는다.
11. 과음하지 않는다.

제1장 신야 히로미가 권하는 7가지 생활습관

■ '물'을 잘 마시기 위한 실천 사항

1. 아침에 일어나면 물을 마신다.
2. 하루에 1.5 ~ 2ℓ 쯤 마신다.
3. 일하는 틈틈이 마신다.
4. 물 이외의 수분(차, 커피, 청량음료, 스포츠 드링크 등)을 너무 많이 마시지 않는다.
5. 잠자기 전에는 물을 많이 마시지 않는다.
6. 상온의 물을 마신다.

■ '바른 배설'을 하기 위한 실천 사항

1. 식이섬유가 풍부한 음식을 충분히 먹는다.
2. 동물성 식품을 너무 많이 먹지 않는다.
3. 매일 규칙적으로 식사를 한다.
4. 과도한 스트레스나 고민을 갖지 않는다.
5. 변비가 생겨도 설사약이나 약제를 사용한 관장을 하지 않고, 커피관장을 한다.

■ '적당한 운동'을 하기 위한 실천 사항

1. 아침에 일어나면 스트레칭이나 맨손 체조를 한다.
2. 평소에 되도록 자주 걸어 다니도록 애쓴다.
3. 신체활동이 적은 업무를 할 때는 틈틈이 스트레칭을 한다.
4. 목욕 후에 스트레칭이나 맨손 체조를 한다.
5. 몸이 따뜻해질 정도의 부담 없는 운동을 한다.
6. 기분을 전환하고 활력을 재충전할 수 있는 스포츠 활동이나 취미생활을 한다.
7. 평소에 햇볕을 자주 쬔다.

■ '바른 호흡'을 하기 위한 실천 사항

1. 아침에 일어나면 천천히 심호흡을 한다.
2. 일하는 틈틈이 천천히 심호흡을 한다.
3. 잠자기 전에 천천히 심호흡을 한다.
4. 심호흡을 할 때는 아랫배(단전)을 사용하는 복식호흡을 한다.
5. 입이 아니라 코로 호흡한다.

'적당한 수면과 휴식'을 위한 실천 사항

1. 낮에 잠시 눈을 붙이는 습관을 갖는다.
2. 점심 식사 후에 낮잠을 잔다.
3. 수면 시간을 늘 충분히 갖는다.
4. 휴식시간이나 휴일에는 일을 쉰다.
5. 지나치게 일에만 매달리지 않는다.
6. 밤늦게 식사를 하거나 간식을 먹고 배가 부른 상태로 취침하지 않는다.
7. 커피, 콜라, 초콜릿처럼 카페인이 많이 들어 있는 것을 잘 먹지 않는다.
8. 낮에 햇볕을 많이 쪼여, 밤에 멜라토닌이 많이 생성되도록 한다.

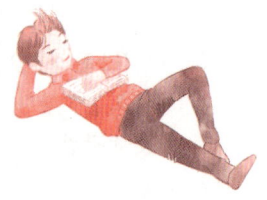

■ '사랑과 감사, 웃음과 만족감'을 갖기 위한 실천 사항

1. 잠자리에 들기 전에 감사하는 마음을 갖는다.
2. 평소에 '고맙습니다', '사랑합니다'라는 말을 자주한다.
3. 실컷 웃을 수 있는 기회를 자주 갖는다.
4. 매사를 긍정적으로 생각한다. 변비나 스트레스성 과민성대장염이 생기면 커피 관장 등을 통해 정상화되어야 기분이 밝아지고 긍정적이 된다.
5. 삶의 목표를 찾고 업무나 취미 활동에서 만족감과 보람을 느낀다.

 "병 안 걸리고 사는 법" 신야 히로미, 이아소 간

제2장

불편한 진실

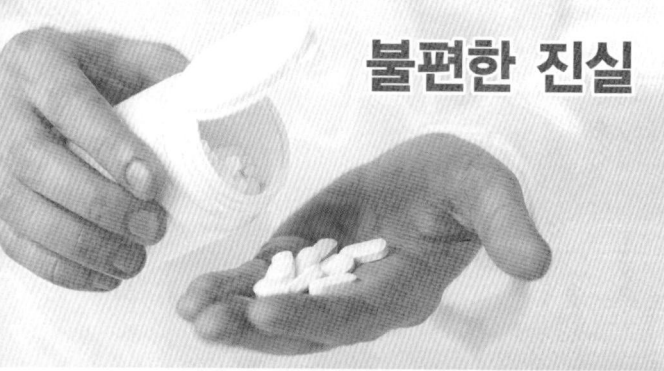

모든 약은 독(毒)인데,
우리는 약에 과도하게 의존하고 살고 있다.
심지어, 자연요법을 권장하는 의사에겐 안 간다.

불편한 진실

모든 약은 독(毒)인데,
우리는 약에 과도하게 의존하고 살고 있다.
심지어, 자연요법을 권장하는 의사에겐
안 간다.

1. 약품 부작용 약사(略史)

 중세의 약리학자이자 약물학의 아버지라 불리는 파라셀수스는 "모든 약은 독이다. 다만 사용량이 문제일 뿐 독성이 없는 약은 없다"고 했다. 일반적으로 신약을 개발하는 다국적 제약사들은 평균 3,000~4,000명에 대한 임상시험을 거쳐 미국식품의약국(FDA)의 신약 허가를 받는다. 그런데도 시판 후에 부작용이 많이 나타나는 것은 임상 시험시 관찰기간 등 한계가 있기 때문이다. 부작용 사례를 살펴보자.

방사선 조영(照影)제 '트로트라스트'

 이 약물은 1928년에 장, 비장, 림프절의 방사선 촬영에 처음으로 사용되었다. 19년 후에 적은 양으로도 암을 일으킨다는 사실이 밝혀졌다.

항생제 '설파닐 아마이드', '클로람 페니콜'

 1937년에 '설파닐 아마이드'의 부작용으로 신부전증을 일으켜 100여명이 사망하기도 했고, 1950년대에는 항생

제2장 불편한 진실

제 '클로람 페니콜'의 부작용으로 많은 재생 불량성 빈혈 환자가 발생하기도 했다.

임산부 입덧 진정제 '탈리도 마이드'

1957년 독일에서 개발되어, 사용되던 이 약물이 1950~60년대 세계 48개국에서 1만 2,000여 명의 기형아를 출산시키면서 인류 역사상 가장 악명을 떨쳤다. 혈액순환 억제 기능이 있는 이 약물을 복용한 임산부들이 팔다리가 짧거나 없는 기형아를 출산하였다.

고지혈증 치료제 '트리파라놀'

1962년에는 이 약물이 백내장을 비롯한 많은 부작용을 일으킨다는 사실이 밝혀져 시장에서 회수되었다.

'벤즈브로마인' 성분이 함유된 통풍 치료제

2005년 일본에서는 이 약물을 장기 복용한 환자 6명이 급성간염으로 사망했다.

관절염 치료제 '바이옥스'

2004년 미국 식품의약국은 이 약물을 복용한 2만 7,000

여 명이 심장 질환을 일으켜 일부 사망한 것으로 추정한다고 발표했다. 이 약은 아스피린을 장기간 복용하는 경우 생기는 위장 장애를 없앤 '슈퍼 아스피린'으로 불리며 찬사를 받았지만, 더 심각한 부작용이 밝혀지면서 전 세계 시장에서 회수되었다.

SSRI 계열의 항우울제

최첨단 과학을 동원해 화려하게 등장한 우울증을 획기적으로 치료한다는 신약 '졸로프트'를 복용한 소년이 잠자던 조부모를 총으로 살해하는 끔찍한 사건이 발생하였다. 그 후 미국과 영국의 보건 당국은 졸로프트를 비롯한 SSRI 계열 항우울제가 폭력성을 증가시키고 자살을 부추긴다는 연구결과를 내놓았다.

기타 일반적인 부작용 사례

- 위산분비 억제제에 의한 노화 촉진
- 테트라사이클린계 항생제에 의한 치아 변색(變色)
- 여성 호르몬제에 의한 암(癌) 발생
  ⇨ 갱년기 증상 완화제로 많이 권고

제2장 불편한 진실

- 스테로이드제에 의한 부신 기능 저하와 쿠싱 증후군
  ⇨ 지금도 아토피성피부염, 류마티즘, 통증 완화에 보편적으로 사용
- 항히스타민제에 의한 졸림과 운동 신경 둔화
  ⇨ 감기약에 보편적으로 포함
- 항생제 과잉 사용으로 인한 내성균 등장
  ⇨ 감기약에 무분별 처방하다가, 정부 당국에서 사용 자제 권고
- 진통제에 의한 위장 자극과 혈액 순환 장애
  ⇨ 미국에서 해열·소염·진통제 부작용으로 1년에 1만 6,000명 사망(2013년)
- 항암제에 의한 면역기능 저하와 발암(發癌)
  ⇨ 암에 대한 3대 요법으로 보편적 적용
- 신경안정제에 의한 심각한 약물 중독
- 혈압약에 의한 성기능 약화 또는 장애
  ⇨ 거의 모든 종류의 혈압약이 가지고 있는 부작용
- 당뇨약에 의한 지질 축적과 동맥 경화
- 심장 관상동맥확장제에 의한 간장 이상과 백혈구 증대
- 장내 살균제인 키노홀룸에 의한 스모병과 협심증

- 교감신경 억제제의 일종인 레셀핀계 강압제에 의한 유방암
- 심부전약인 디기탈리스 배당체에 의한 시각 장애

우리나라 사례

2004년 페닐프로판올아민(PPA) 성분이 함유된 감기약을 복용한 뒤 출혈성 중풍을 일으켜 사망하거나, 반신마비 등 각종 후유증에 시달리는 피해자가 발생해 사회적으로 큰 문제가 되었고, 감기약 '콘택 600'을 복용한 뒤 뇌출혈을 일으켜 사망한 경우가 있었다. 식품의약품안전청은 2004년 8월부터 출혈성 뇌졸중을 일으킬 수 있는 '페닐프로판올아민' 성분이 함유된 75개 업체의 감기약 167종에 대해 사용을 전면 중지하라는 조치를 내렸다.

이밖에도 해열진통제 '설피린'은 쇼크로 인해 최악의 경우 사망까지, 알레르기성 비염 환자에게 처방되는 항히스타민제 '테르페나딘'은 심장부정맥을 일으킬 수 있는 것으로 밝혀져 2004년 판매가 중지되었다.

"약의 부작용" Fumiko OHTSU, Rokuro HAMA 지음, 신흥메드사언스 간
"약이 병을 만든다" 이송미 지음, 소담출판사 간

제2장 불편한 진실

참고: 약의 부작용

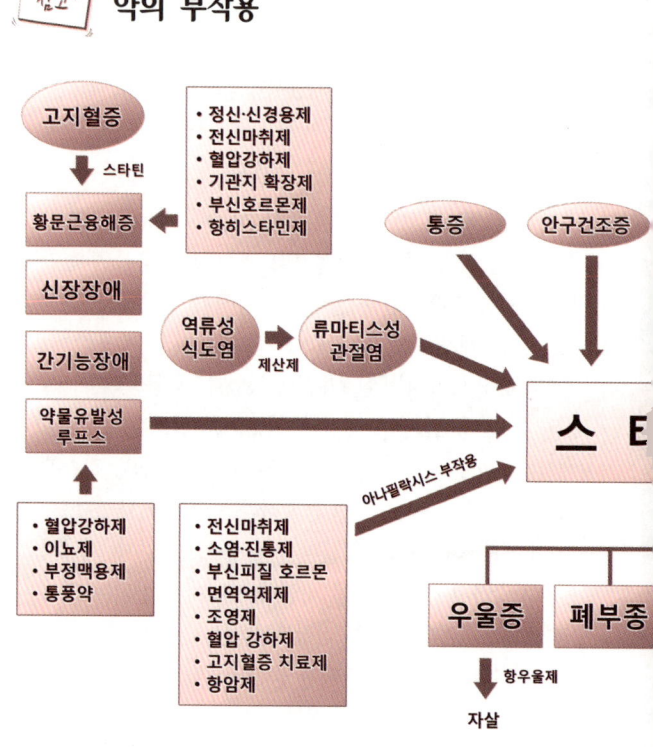

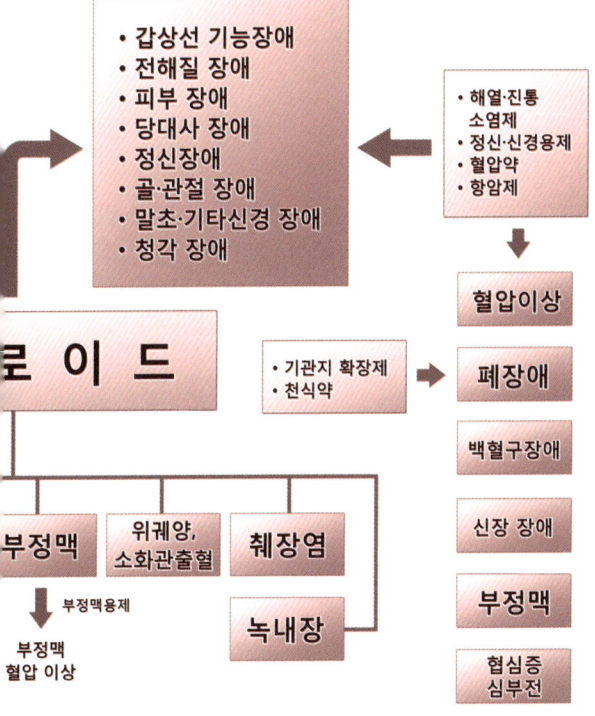

제2장 불편한 진실

2. 서양 의학의 과오

"지금의 서양의학은 수많은 환자의 시험·희생 끝에
정립된 기술이다."

미국 의회 소위원회가 제출한 자료에 의하면, "매년 240만 회 이상이나 필요도 없는 수술이 시행되고 있으며, 그 때문에 40억 달러 이상이 낭비되고 있다. 수술 중 또는 수술 후에 사망한 연간 25만 명에 이르는 환자 중, 5%에 해당되는 1만 2,000명 이상이 불필요한 수술의 사망자이다."

다른 독립기관인 건강조사그룹의 조사에 의하면, 필요하지 않은 수술이 연간 300만 회 이상이나 시행되고 있으며, 그 수는 전체 수술의 11~30%를 차지하고 있다고 한다.

"맹장·편도선은 필요없는 장기(臟器)라고
평시에 잘라냈는데,
나중에 면역력의 원천임이 밝혀졌다."

충수(맹장) 절제술과 같은 필요도 없는 수술의 피해를 가장 많이 받고 있는 것은 바로 어린 아이들이다. 편도(편도선) 적출 수술은 미국에서 일상적으로 행해지고 있는 수술 중의 하나로 어린아이들의 수술이 약 반수를 차지하고 있다. 그러나 그 유효성은 한 번도 증명된 적이 없다. 어린이의 편도선이 비대해서 호흡에 지장을 가져오고, 질식할 것 같이 되는 경우에 한하여 수술이 필요하며, 이런 비율은 1,000명 당 1명 있을까 말까 하는 정도이다.

"흔한 자궁적출수술로 많은 여성이 희생되고 있다."

여성 또한 불필요한 수술의 희생자이다. 자궁 적출 수술이 전형적인 수술로 계속 증가하고 있다. 자궁 적출 수술의 대부분도 필요성은 인정되지 않았다. 뉴욕 시내의 여섯 개 병원에서 행해진 43%의 수술을 조사한 결과, 역시 정당한 치료 행위가 아니었음이 밝혀졌다. 자궁에서의 이상 출혈이 이 수술의 근거가 되고 있으나 이러한 증상에는 수술 이외의 치료법도 유효하며, 원래 치료할 필요가 전혀 없는 경우도 종종 있다.

제2장 불편한 진실

> **"제왕절개수술은 어쩔 수 없을 때만 해야 하는데,
> 한때, 우리나라가 세계1위였다."**

제왕절개로 아이를 낳은 반(半)수의 여성은 후유증으로 괴로워하고 있으며, 이것이 원인이 되어 사망하는 경우도 적지 않다. 그 확률은 자연 분만의 26배나 되는 엄청난 수치다. 주산기(周産期)를 충분히 경과해도 제왕절개로 태어난 신생아에게는 초자막증(硝子膜症 : 히아린막증)이라고 하는 호흡 긴박을 동반한 중증의 폐 장애가 일어날 위험이 항시 붙어 다닌다. 이것은 때로 신생아의 생명을 빼앗을 수도 있는 병으로, 그 적절한 치료법이 아직 마련되어 있지 않다. 자연 출산에서는 태아가 산도(産道)를 지나는 동안 자궁의 수축 작용에 의해 흉부와 폐를 조여주게 되고, 그리하여 폐에 고여 있던 체액과 분비물이 기관지를 통해 입으로 나오게 된다. 그러나 제왕절개로 태어난 아기의 경우, 이러한 일련의 경과가 생략됨으로 인하여 질병이 생길 수 있다.

"인간을 순한 짐승과 같이 만드는
전두엽 절제술 개발자는 노벨상도 받았다."

1935년 미국 예일대학의 존 풀턴 박사는 침팬지 뇌의 전두엽을 절제하면 흥분성이 없어진다는 논문을 발표했고, 두 달 후 포르투갈의 신경외과 의사 에가스 모니스는 정신질환 환자의 머리에 구멍을 뚫고, 가는 쇠막대기에 예리한 철사를 끼워 넣은 도구로 뇌신경을 잘라내는 수술을 시도했다. 그 결과 정신질환 환자는 믿을 수 없을 만큼 얌전해졌고, 모니스는 '전두엽절제술'을 개발한 공로로 1949년 노벨 생리의학상을 수상했다. 이 놀라운 발견은 전 세계로 급속히 퍼져 1950년대까지 미국에서 4만여 명이 수술을 받았다.

하지만 전두엽절제술을 받은 환자는 무기력하고 무감각해지며 판단력이 떨어지는 부작용을 나타냈다. 존 F. 케네디의 여동생인 로즈마리도 공격적인 충동을 고치기 위해 이 수술을 받았다가 바보가 되어 수도원에 보내졌다.

이 수술법은 장기간 추적 결과 문제점이 밝혀지고, 1962년에 켄 키지가 발표한 소설 〈뻐꾸기 둥지 위로 날

아간 새)가 퓰리처상을 받고 베스트셀러가 되면서 이 수술의 비윤리성과 인권유린이 세상에 알려지게 되고, 집도의(프리먼)가 환자를 사망케 하는 의료 사고를 내면서 세상에서 사라지게 되었다.

 "나는 현대의학을 믿지 않는다." 멘델존 지음, 문예출판사 간

3. 문제점 많은 서양의학

"보편적인 의료가 인간에게 치명타를 입히는 경우가 많아도 책임지는 사람은 없이…"

감홍(염화제1수은)

1940년대에는 아이들이 이가 날 때 통증을 줄여주기 위해 감홍(염화제1수은)이라는 수은 함유 가루를 먹였다. 그 결과 '핑크병'(자폐 비슷한 인지적, 정신적 장애 증상

포함)이라는 병이 생겨났다. 감홍은 미국 역사 초기부터 여러 질병에 대한 치료약으로 많이 쓰였다. 앤드류 잭슨 미국 대통령의 정신 이상도 이 감홍에 의한 것이었다. 또한 우리 대부분은 어릴 때 상처가 나면 '빨간 약'이라고 부르는 머큐로크롬이라는 소독약을 발랐다. 그러나 머큐로크롬은 수은 함유물의 위험성 때문에 1998년 미국 식품의약국으로부터 '조용히' 사용금지 당했다.

수은 아말감

캐나다와 대부분 유럽 국가를 제외하고, 치과에서 수은 충전재나 '은' 아말감이 여전히 사용된다. 부검해 보면 입속에 충전재의 숫자가 많은 사람일수록 신체 조직(특히 뇌)의 수은 수치가 높게 나타나는 등 논란이 많음에도 불구하고, 미국치과협회는 이것들의 안전성을 주장하며 사용을 권하고 있다.

에스트로겐

폐경기 여성의 화끈거림이나 성욕 감퇴를 막아주고 미용에 효과가 있으며, 우울한 상태에서 벗어나게 해준다고 하여 미국의 500만 명 이상이 에스트로겐을 복용하였는데, 이 약은 담낭염과 자궁암의 발병률을 5~12배까지 높게 할 위험성이 지적되었으나, 지금도 각국에서 많은 의사들이 권유하고 있다.

왁친 과잉 접종

1955년 불활화(不活化)한 소아마비 바이러스를 포함한 예방주사(솔크 왁친)가 과잉 투여되어 죄 없는 유아들이 죽거나 빈사(瀕死) 상태의 중증 환자가 되는 사건이 100건 이상이나 발견되었다.

위산억제제

> "제산제 등 약제를 장기 사용하여, 부작용으로 다른 병이 생기면 동료의사의 밥벌이가 되는 현재의 서양의학 체제를 국민들은 모르고 있다."

서양의학에서는 속쓰림('위-식도 역류'라는 이름이 붙은 질환)을 방지하기 위해서 보통 강력한 위산억제제[制酸劑]를 쓴다. 이 약은 발매 초기에는 제약회사에서 "6주 이상 처방해서는 안 되며 확실한 궤양 환자에 대해서만 처방해야 한다"고 주의를 주곤 했던 약인데, 언제부턴가 마치 캔디라도 되는 양 처방하고 있다.

위-식도 역류는 미국인의 25~35%가 겪고 있는 질병이다. 제산제는 미국의 2,500억 달러 제약 시장에서 가장 많이 팔리는 약제 20위 안에 속해 있으며 연간 매출액이 120억 달러(13.6조원)가 넘는다. 그런데 이들 약물은 장기적으로 부작용을 일으켜 뇌, 장, 면역계, 뼈 등에 심각한 영향을 줄 수 있다.

첫째, 제산제를 장기간 복용하면 비타민 B_{12} 결핍으로 우울증, 빈혈증, 피로, 신경 손상, 심지어 치매(노인의 경우)까지 올 수 있다는 연구결과가 있다. 둘째, 제산제를 복용하면 클로스트리디아라고 하는 장내 박테리아가 과다 증식해 생명을 위협하는 감염이 일어날 수 있다는 사실이 밝혀졌다. 소장의 박테리아 증식은 복부 팽만, 가스, 복통, 설사를 일으킬 수 있다. 이 부작용은 과민성 대장 증후군과 기타 뇌에 영향을 미치는 많은 독성 효과를 일으킬 수 있다. 또한 자가면역질환의 원인이 될 수 있다.

제2장 불편한 진실

제산제가 단기적으로 필요한 경우도 물론 있다. 하지만 식습관 개선 등 소화 불균형의 원인을 치유하면 대개의 경우 위-식도 역류는 약 없이도 회복된다. 민간요법으로는 죽염 결정을 입 속의 침으로 녹여 식도로 내려가게 하는 방법을 사용하여 효과를 볼 수 있다.

 참고할 책
"울트라 마인드" 마크 하이먼 박사 지음, 한국경제신문 간

4. 의사에게 살해당하지 않는 47가지 방법

일본 게이오 의대 수석 졸업자인 의사 곤도 마코토가 저술한 책 제목이다. 의료계에서 왕따(?) 당할 각오를 하지 않으면 도저히 쓸 수 없는 내용이며, 필자가 평소에 주장한 내용과 일치하는 점이 많아, 원문(原文)을 충실하게 소개코자 한다.

유방암 환자의 유방 전체를 절제하지 않는 「유방온존요법」 보급에 앞장서, 한때는 의료계의 이단자(異端者)가 되었지만, 나중에 유효한 치료법으로 인정받았다. 환자

위주의 치료 실현을 위해 노력한 공로를 인정받아 2012년 제60회 기쿠치칸(菊池寬)상을 수상하였다.

현행 의료의 문제

"불필요한 감기약 먹고 부작용 발생, 자연치유력 약화"

감기, 고혈압, 고지혈증, 암 등 질병의 90%는 의사에게 치료를 받아도 낫거나 회복이 빨라지지 않는다. 게다가 그 부작용이나 후유증의 위험은 매우 크다. 예를 들어, 감기 바이러스에 작용하여 감기를 치료하는 감기약은 아직 발견되지 않았다. 발열이나 기침 같은 증상은 전부 우리 몸이 바이러스를 몰아내려고 싸우고 있는 신호이다. 해열제나 기침약 등 대증요법 약은 우리 몸의 치유력을 방해할 뿐이다.

"기준 낮추어 환자 만들기(고혈압, 고지혈증)"

제2장 불편한 진실

　고혈압 기준치를 조작해 치료약 매출을 증가시켜온 문제가 있고, 총콜레스테롤 수치가 높은 편이 오래 산다는 것이 10년 전에 밝혀졌지만, 기준치는 상향 조정되지 않고 있다. 문제는 혈압이나 콜레스테롤을 약으로 낮추면 수치는 개선되어도 생명을 단축할 위험이 높아진다는 것이다.
　그럼에도 불구하고, 일본인은 1년에 평균 14회 정도 병원을 찾는데, 이 수치는 선진국의 2배 이상이나 된다.

대부분의 암은 치료할수록 생명이 단축된다.

"의사가 겁주어, 암치료 3대 요법으로
　치료를 받고는 삶의 질(質) 저하로 후회 막심"

　암의 90%는 치료하는 것보다 그냥 방치하는 편이 건강하게 더 오래 살 수 있다. 항암제는 맹독(猛毒)이다. 항암제의 효과란 '암 덩어리를 작게 하는 것'일 뿐, 암을 치료하거나 생명을 연장하는데 도움이 되지 않는다. 일본인의 암은 대부분 위암이나 유방암처럼 덩어리로 이루어진 고형(固形)암으로, 그런 암에는 항암제가 아무런 효과도 발휘하지 못한다. 고통스러운 부작용을 일으키거나 수명을 단축하는 작용만 할 뿐이다.

사실 위암, 식도암, 간암, 자궁암 같은 암은 그대로 두면 고통을 겪지 않는다. 극심한 고통 속에서 죽음을 맞이하는 것은 불필요한 '암 치료' 때문이다. 그런데도 의사들은 찾아온 환자들에게 '암은 무서운 병이니, 즉시 치료해야 한다'고 속삭인다. 어찌 보면 의사는 폭력배나 강도보다 무서운 존재이다. 강도는 대게 돈만 빼앗지만, 의사들은 환자들을 위협해서 돈을 내게 할 뿐만 아니라 환자의 몸을 상하게 하거나 생명까지 잃게 한다.

약을 잘못 쓰면 치명적인 부작용을 초래한다.

"일본 후생노동성에서는
독감 백신의 감염억제효과를 보장하지 않고 있다."

많은 아이들이 독감 백신이나 해열제의 부작용으로 인해 뇌에 장애가 생겨 하룻밤 사이에 치매 상태가 되거나 생명을 잃기도 한다. 독감 백신이나 해열제에는 병을 예방하거나 치료하는 힘이 없다. 따라서 생각을 전환해 의사를 의심하고, 스스로 병에 관해 찾아보고 생각하는 습관을 들여야 한다.

의사의 친절에 가려진 불편한 진실

"무더기 처방하는 의사의 봉이 돼서는 안 된다."

사람들은 재채기가 나오면 곧바로 병원에 달려가고, 의사는 진찰 후 "감기 기운이 있다"는 소견만으로 기침약, 해열제, 염증약, 항생물질, 위장약 등을 무더기로 처방한다. 게다가, 혈압을 재주면서 혈압약을 권하고, 혈당치가 염려된다고 걱정하며 검사를 줄줄이 권하는 경우도 많다. 환자들은 이런 의사의 말에 '친절한 선생님'이라며 고마워한다. 특히 암 진단을 받으면 수술, 항암제, 방사선 등의 표준 치료를 의사가 권하는 대로 순순히 받아들인다.

환자들은 의료도 비즈니스이며, 그것이 의사의 생계수단임을 인식하지 못한다. 현재 의사들 대부분은 병자를 가능한 늘려서 병원으로 끌어들이지 않으면 살아남을 수 없다. 한마디로 의사의 감언이설에 넘어가는 당신은 의사의 '봉'인 셈이다.

병원에 자주 가는 사람일수록 빨리 죽는다.

미국에서 의료보험 가입자를 대상으로 장기간 조사한 결과, 병원에 대해 좋은 느낌을 가지고 만족도가 높은 그룹이 병원을 불신하며 별로 좋아하지 않는, 즉, 병원에 대한 만족도가 가장 낮은 그룹에 비해 사망률이 26% 높게 나왔다. 의사를 찾아갈수록 검사를 자주하게 되고 그 결과 이상이 발견되어 약을 먹거나 수술을 하게 되는데, 대부분의 약은 고치는 힘은 없고 부작용은 크기 때문이다.

노화와 질병을 구분하라

"나이들면 몸 상태에 맞춰 혈압이 올라가는데, 의사는 병으로 만든다."

제2장 불편한 진실

사람들은 대개 몸이 어딘가 좋지 않을 때 어떤 병명으로 규정하면 비교적 안심하는 반면에 '나이 탓'이라고 하면 언짢아한다. 혈압이 조금 높아야 혈액이 우리 몸 구석구석까지 잘 흘러가는 원리와 같이 나이가 들면서 인체의 필요에 의해서 나타나는 증상에는 함부로 약을 써서 억눌러서는 안 된다.

당뇨, 약 먹지 말고 걸어라

"당뇨 후유증은 약 먹는 사람에게 더 높게 나타난다."

1990년대 영국에서 3,800명의 2형 당뇨병 환자들을 제비뽑기로 두 그룹으로 나누어, A-그룹은 식사요법을 하면서 혈당치가 270mg/dL 넘을 때만 약을 복용하도록 하고, B-그룹은 혈당강하제로 혈당치를 언제나 110mg/dL 미만으로 유지시키는 실험을 했다. 10년 동안 추적 조사한 결과, 사망, 신부전증, 실명(失明)에 통계적으로 유의미한 차이가 없는 것으로 나타났다. 그러나 B-그룹은 저혈당에 의한 발작이 A-그룹의 3배나 되는 것으로 나타났다.

혈당 강하제는 합병증 예방이나 환자들 수명을 연장하는 데는 아무런 효과가 없고 부작용만 커서 과민증상, 설사, 두통, 이명, 부종, 시력 장애, 간 기능 장애 등을 일으키기 쉽다. 1999년 일본 당뇨병학회는 진단 기준치인 공복시 혈당치를 140mg/dL에서 특별한 근거 없이 WHO의 기준이 바뀌었다는 이유로 126mg/dL으로 변경시킴으로써 당뇨병 환자를 급격하게 증가시켰다.

당뇨병에 관한 운동 치료 데이터에 의하면, '걷기, 자전거, 수영, 스트레칭' 등의 유산소운동이 혈당치를 떨어뜨리는 데 매우 효과적인 것으로 나타났다.

과대 광고에 현혹되지 마라

• 콜레스테롤 저하제

2009년 미국에서 콜레스테롤 저하제의 매출액이 약 145억 달러나 된다. 미국에서는 2004년에 미국 콜레스테롤 교육 프로그램의 기준을 개정하여, 나쁜 콜레스테롤(LDL)의 '기준치 저하'를 장려하였다. 하지만 기준치를 저하한 근거에 설득력이 없을 뿐만 아니라, 기준을 정하

제2장 불편한 진실

는 위원 9명 중 8명이 제약 업계로부터 돈을 받았다는 사실이 밝혀져 항의 운동이 거세게 일어났다. 기준치를 낮춰서 약의 판매량을 늘리려는 제약 업계의 술수였던 것이다.

미국의 한 신문에 스타틴 계열 약인 '리피토(Lipitor)'의 대형 광고가 실렸을 때 신문 구석에 아주 작은 글씨로 "대규모 임상 실험에서 위약(僞藥)을 투여한 환자의 3%가 심장 발작을 일으켰다. 리피토를 투여한 환자의 경우는 2%였다"라는 문장이 첨부되어 있었다. 제약회사가 피험자 100명씩을 3년 4개월에 걸쳐 조사한 결과, 위약을 투여한 환자는 3명, 리피토를 투여한 경우는 2명이 심장 발작을 일으켰다는 것이다. 그 차이는 1명으로, '다른 99명은 리피토를 먹든 안 먹든 결과가 마찬가지'라는 말이다.

캐나다 브리티시 컬럼비아 대학교의 제임스 라이트 교수는 임상시험을 반복한 결과, "스타틴 계열의 약은 연령에 상관없이 여성에게는 효과가 없다. 중년 남성의 경우는 나쁜 콜레스테롤의 수치는 큰 폭으로 떨어졌지만, 총 사망자 수는 줄지 않았다. 대부분의 사람들에게 약의 효과는 고사하고, 건강을 해칠 위험마저 있다"고 경고했다.

● **혈당 · 혈압 강하제**

약이나 인슐린 주사로 혈당치를 엄격하게 관리해도, 환자들의 수명을 연장하는 효과로 이어졌다는 데이터는 전혀 없다. 반대로 환자들의 수명이 단축되었다는 데이터는 있다. 이와 같이 고혈압, 고지혈증, 당뇨병 같은 병은 대부분 치료할 필요가 없거나 병이라고 생각하지 않는 편이 좋다.

핀란드의 한 연구팀이 75세부터 85세까지의 '혈압강하제를 먹지 않는' 남녀 521명을 추적 조사한 결과 80세 이상 그룹에서는 최고혈압이 180mmHg 이상인 사람들의 생존율이 가장 높고, 최고혈압이 140mmHg 이하인 사람들의 생존율은 뚝 떨어졌다. 그런데도 일본에서는 최고혈압이 130mmHg 만 넘어가면 위험하다며 약을 권하고 있다.

● **독감예방 백신**

네덜란드 연구팀이 백신을 맞은 그룹과 맞지 않은 그룹을 비교했더니, "독감 예방 효과가 전혀 없었다"라는 데이터가 나왔다. 게다가 60세 이상에서는 백신을 맞은 그룹 중에서 갑자기 사망하는 사람이 눈에 띄게 많았다.

백신의 부작용으로 밖에는 생각되지 않는다. WHO와 일본 후생노동성도 홈페이지에 "독감 백신의 감염 억제 작용은 보장되어 있지 않다"라고 명시되어 있다. 독감 바이러스는 쉽게 변이를 일으키므로, 효과가 있는 백신을 만드는 것은 이론상 거의 불가능하기 때문이다.

의사가 파업하면 사망률이 감소하는 아이러니가 많이 발생

1976년 콜롬비아에서 의사들이 52일 동안 파업을 해서 응급치료 이외의 진료활동이 전부 중단된 적이 있었다. 당시 신문이 이 사건의 기묘한 부작용으로 보도한 내용들은 의사들이 파업을 해서 "사망률이 35%나 감소됐다"는 뉴스였다.

같은 해에 미국 LA에서도 의사들의 파업이 있었다. 그로 인해 17개의 주요 병원에서 수술 건수가 평소보다 60%가 줄었는데도 "전체 사망률이 18% 감소했다"는 발표가 있었다. 하지만 의사가 파업을 끝내고 진료가 다시 시작되자 사망률이 파업 전의 수준으로 되돌아갔다.

이스라엘에서도 1973년에 의사들이 파업을 결행했다. 이에 진찰받은 환자수가 하루에 6만 5,000명에서 7,000

명으로 격감했다. 이후 이스라엘 장례협회는 "당시의 사망률이 절반으로 감소했다"고 발표했다.

입원 기간이 길면 치매 온다.

고령자의 평균 입원 일수는 덴마크의 경우 32일인데 반해, 일본은 고령 입원자의 절반에 가까운 수가 6개월 이상 입원한다. 고령의 환자는 대부분 침대에 누워만 있기 때문에 근력이 떨어져서 머리가 금방 둔해진다. 이것은 치매로 이어지는 큰 원인이 된다.

의학전문지 〈뉴잉글랜드 저널 오브 메디슨〉의 편집장 인겔하임은 "질병의 80%는 병원에 갈 필요가 없다. 의사의 진찰이 필요한 경우는 10% 남짓이며, 병원에 간 탓에 오히려 더 나빠진 겨우도 10% 조금 못 된다"라고 말했다.

따라서 심하지 않은 통증이나 질환은 '내버려두면 낫는다'는 생각으로 방치하고, 일상생활에 지장을 줄 정도의 증상이 있는 경우에만 병원에 가는 것이 좋다.

제2장 불편한 진실

큰 병원에 가서는 안 되는 이유

1) 큰 병원일수록 환자 개개인에 대해서 소홀한 경향이 있고, 모든 과정이 기계적으로 진행된다.

2) 큰 병원일수록 실험적인 부분에 주력하도록 되어 있다. 예를 들면 '암'이라는 진단이 내려지면, 의사는 환자에게 사전 동의를 받아 신약(新藥)실험을 하기가 쉽다. 신약 실험을 하면 제약회사로부터 자금 지원을 받게 되므로 병원을 경영하는데 도움이 된다.

3) 병을 못 보고 놓친다면 병원 명성에 누(累)가 되므로, 환자가 일단 병원에 가면 철저하게 검사를 받게 될 수밖에 없다. 30개 항목을 검사한다면 78%가 적어도 한 항목에서 '기준치를 벗어난다'는 진단을 받게 된다. 결국 검사받는 사람의 약 80%가 병이 있거나 이상이 있게 되는 것이다. 그렇게 병이 있다는 진단을 받으면 철저하게 각종 방법의 치료를 받게 되는 등 과잉진료의 표적이 된다.

환자가 똑똑해져야 한다.

1) 자기 병에 대한 정보를 많이 알고 병원을 찾아야

2) 약의 부작용, 수술 후유증, 생존율에 대해 제대로 설명해주지 않는 의사는 피해야

3) 의사의 유도에 주의해야

4) 5종류 이상의 약을 처방하는 의사는 각별히 주의해야

 "의사에게 살해당하지 않는 47가지 방법" 곤도 마코토지음, 더난출판 간

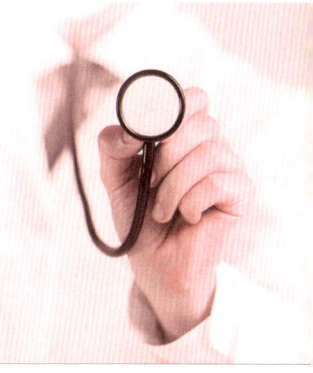

5. 건강기능식품과 탄산 음료

건강기능식품이 건강에 얼마나 좋을까?

"건강기능식품이 나쁜 식습관의 보완책이라고
생각하면 큰 오산"

건강식품이 넘쳐나고 있고, 건강식품에 대한 과신(過信)으로 건강을 잃는 부작용 피해가 많다. 「건강기능식품 부작용신고센터」에 최근 5년간 접수된 부작용 피해는 1,000여 건에 달한다. 구토, 두통, 현기증, 설사, 알레르기, 호흡 이상 등 피해 종류도 다양하다.

「백년 동안의 거짓말」의 저자인 랜덜 피츠제럴드는 합성 비타민에 대해서 이렇게 밝혔다. "콜타르에서 추출된 비타민에 인공색소, 방부제, 코팅제, 그리고 다른 첨가제를 넣으면 비타민C 가 정제된다. 여기에 자사 상표만 붙여 판매할 뿐이다. 합성 비타민E 는 이스턴 코닥 공장에서 생산되는데, 필름 만들 때 유화 과정에서 생기는 부산물이 바로 비타민E 이기 때문이다. 이것이 정제과정을 거쳐 각 제약회사로 팔려 나간다. 이들 제품은 우리 몸의 독성물질일 뿐이다."

오메가-3, 상어연골, 스쿠알렌, 키토산 등 다른 건강기능 식품도 원료 자체의 안전성이 문제가 된다. 오메가-3 지방산은 주로 물범이나 참치 등을 원료로 만들고, 상어연골과 스쿠알렌은 상어를 원료로 만든다. 상어나 물범, 참치는 모두 해양생태계의 먹이사슬의 맨 꼭대기에 있기 때문에 체내에 중금속, PCB 등 유해물질에 오염될 가능성이 높고, 그 유해물질이 최종 제품에도 있을 수 있다. 생산과정의 문제도 있다. 오메가-3의 생산법 가운데 하나인 헥산 추출법은 발암성 오염물질인 헥산이 최종 제품에 남아 있을 가능성이 있고, 홍화씨유의 생산법 가운데 하나인 화학추출법 역시 유해 화학물질의 잔여 성분이 제품에 남아있을 가능성이 있다.

또한 안전한 원료와 생산과정을 거쳐 생산된 제품이라도, 결코 자연 식품만큼의 효과를 기대할 수 없다. 다른 성분과의 상호작용을 통해서 얻어질 수 있는 생명력이 없기 때문이다. 비타민 제조사에서 30년간 일한 전문가 스콧 트래드웨이 박사 역시 인공 비타민의 문제와 한계를 이렇게 지적했다. "비타민은 개별적으로 작용할 수 있는 분자 성분이 아니라 생화학적 복합물이다. 아스코르브산은 헤스페리딘, 루틴, 케르세틴, 탄닌과 같은 바이오플라보노이드가 다른 자연 화합물과 함께 작용할 때에만 우리가 원하는 비타민C의 효과를 낸다. 한 가지라도 부족하면 비타민C의 기능을 잃을 것이다. 그런데도 제약사들은 엄청난 자본을 투입해 인공 비타민제를 진짜 비타민인 것처럼 포장하고 믿도록 만들고 있다."

미국 국립암연구소에서 29만 명 남성을 대상으로 5년간 이루어진 연구결과에 따르면, 1주일에 7종 이상이 함유된 종합비타민을 먹는 사람이 그렇지 않은 사람보다 전립선암의 발병률이 30% 이상 높게 나타났다. 미네랄도 유사하다. 2011년 뉴질랜드 오클랜드대학의 연구결과에 따르면 칼슘제의 장기 복용이 심근경색을 25%, 뇌경색을 15% 증가시키는 것으로 나타났다.

편식을 하거나 빵, 피자, fast food 등을 탐닉하는 어린이에 대한 부모의 쉬운 대처법이 영양제를 먹이는 것이다. 그러나 이것은 평생 건강을 뿌리째 흔드는 일이다. 건강기능식품은 결핍이 문제가 될 경우에 제한적인 기간에만 복용해야 한다.

탄산 음료의 해악

"탄산음료는 '건강의 오적(五賊)' 중 하나"

식품의약품안전처에 따르면, 최근 3년간 만 12~29세 주요 당(糖) 급원 식품 1위는 탄산음료(약 25%)였다. 탄산음료는 특유의 청량감으로 사랑받지만, 어렸을 때부터 탄산음료를 습관적으로 마신 청소년에겐 건강의 적(敵)이다. 그 이유를 살펴보자.

1) 영양 불균형 초래

탄산음료에는 당분만 있고 비타민이나 무기질 등 영양소가 없다. 이 때문에 탄산음료 속 당(糖)이 에너지로 만들어질 때 체내에서 비타민을 쓸데없이 소비하게 된다. 탄산음료는 칼슘 : 인의 비율이 1 : 6~12로 불균형이라 체내 칼슘 부족을 일으킨다. 실제 현재 한국인 평균 칼슘 : 인 비율은 탄산음료나 육류 섭취 영향으로 1 : 2~3 정도다. 이상적인 비율은 1~1.5 : 1이다. 이 비율이 깨지면 체액이 산성화되고 칼슘 흡수력이 떨어져 한창 자라는 어린이의 뼈가 약해진다.

2) 만성 질환 주범

콜라 1병에는 각설탕 8개에 해당되는 25g이나 되는 당분을 함유하고 있다. 이 당분이 지방으로 축적되면 비만, 당뇨병, 동맥경화 등 만성 질환의 원인이 된다.

3) 카페인 과잉 섭취

콜라 1캔에는 카페인 10.3~25㎎이 들어있다. 일반 종합 감기약에 들어있는 30㎎과 비슷한 양이다. 청소년이 탄산음료를 습관적으로 마신다면 의약품을 지나치게 복용하는 것과 같은 효과를 줄 수 있다. 또 탄산음료에 들어있는 카페인은 반감기(半減期)가 길기 때문에 성장기 어린이가 장기간 카페인을 섭취하면 철분이나 칼슘 흡수를 방해받는다.

4) 치아 부식 우려

이론적으로는 탄산음료(pH 2.5~3.7)에 많이 든 인(燐) 성분이 치아 법랑질을 부식시킬 수 있다. 또한 탄산음료와 같은 강한 산성 물질이 치아에 닿으면 치아의 맨 바깥층이 부식된다. 치아 표면이 부식된 상태에서 곧바로 칫솔질을 하면 치아 표면이 더욱 손상될 수 있다. 따라서 탄산음료를 마신 뒤에는 적어도 30~60분 정도 기다렸다가 양치질을 하는 것이 좋다. 그동안 침에서 치아 보호물질이 분비돼 손상된 치아 표면이 회복되기 때문이다.

5) 위장 장애 발생

탄산은 장에서 다 흡수되지 못해 여분의 공기가 식도를 타고 입 밖으로 나와 "꺼억"하는 소리를 내게 된다. 이처럼 탄산음료는 식도 괄약근 기능을 떨어뜨려 위에 있는 신물까지 입으로 넘어오게 할 수 있다.

역류성 식도염을 유발하는 대표적인 생활습관이 야식(夜食)을 먹고 바로 잠드는 것이라면, 역류성 식도염을 부추기는 대표적인 식습관은 가공 음료의 섭취이다. 커피, 콜라, 오렌지주스, 카페인이 든 음료 등 지나치게 차갑고 산성이 높은 음료는 위액의 분비를 과도하게 촉진시켜 역류성 식도염을 유발 할 수 있다.

6) 탈수의 원인

 탄산음료의 카페인으로 인하여 탈수 증상을 일으켜 계속 목마르게 된다. 따라서 술 마시고 갈증이 날 때는 탄산음료보다 물을 마시는 것이 좋다.

 "생활건강사용설명서" 류영창 지음, 해빗 간

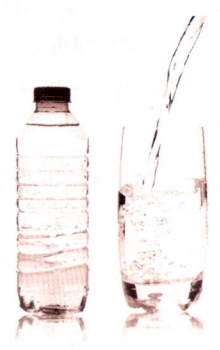

제3장

자연치유

약에 의존하다 보면
자연치유력이 저하되고
나중에는 그 기능을 완전히 잃게 된다.

자연치유

약에 의존하다 보면
자연치유력이 저하되고
나중에는 그 기능을 완전히 잃게 된다.

1. 자연치유가 왜 중요한가?

"약에 의존하면 자연치유력이 저하된다."

인간은 아득히 오랜 세월동안 병원균을 포함해 수많은 미생물과 함께 살아왔다. 그러나 공존의 원리를 무시한 약 위주의 치료가 항생제 내성균을 등장시키는 등 부작용을 낳았다.

약에 의존하다 보면 자연치유력이 저하되고 나중에는 그 기능을 완전히 잃게 된다. 이를테면 배변이 시원치 않다고 해서 계속 변비약을 사용하면, 인체의 대장 기능이 무력해져 나중에는 변비약이 없이는 살 수 없게 된다.

또한 인체의 이상(異常)을 바로잡기 위한 치유과정에서 나타나는 증상, 즉 발열, 통증, 가려움증, 설사 등을 약으로 억제하다 보면 인체 시스템을 혼란에 빠뜨린다. 쓸데없이 남용하는 약으로 인해 면역계를 교란시키고, 결국 치유력을 완전히 무력하게 만든다.

제3장 자연치유

> **"의사자격 받을 때 히포크라테스 선서를 하지만, 실행은 딴 방향으로"**

지난 수십 년 동안 간염, 알레르기, 류마티스성 관절염 등의 질병이 급격히 늘어난 것은 약물 남용으로 면역 기능이 이상을 일으켰기 때문이라고 의학자들은 지적한다. 현대 의학의 아버지 또는 의성(醫聖)라 불리는 히포크라테스도 "진정한 의사는 내 몸 안에 있다. 몸 안의 의사가 고치지 못하는 병은 어떤 명의(名醫)도 고칠 수 없다"는 말로 면역력을 강조했다. 중세의 약리학자이자 약물학의 아버지라 불리는 파라셀수스(Paracelsus)도 "모든 약은 바로 독이다. 다만 사용량이 문제일 뿐 독성이 없는 약은 없다"고 설파했다.

> **"친절한 것 같은 의사의 다제병용 처방으로 환자는 골병든다."**

오늘날 병원에서는 약을 처방할 때 여러 가지 약을 함께 사용하는 '다제(多製) 병용 요법'을 주로 쓴다. 단순한 고혈압의 경우에도 몇 가지 약을 같이 쓴다. 치료효과를 보강하기 위한 이유도 있고, 처방하는 약으로 인한 부작용을 막기 위해 또 다른 약을 쓰기도 한다. 통증 완화를 위해 처방하는 진통제의 경우에도 위장 장애를 일으킬 수 있는 경우, 속쓰림을 억제하는 제산제를 함께 처방한다. 이와 같이 한 가지 약물의 부작용을 막기 위해 또 다른 부작용의 위험이 있는 약을 같이 쓰면서 약해(藥害)의 위험성은 더욱 커지고 있다.

미국의학협회지(1998년)에 실린 논문에 따르면, "1994년 미국에서는 220만 명 이상이 심각한 약물 부작용으로 입원했고, 10만여 명이 약물 부작용, 그것도 제대로 처방해서 투여한 약물 부작용으로 사망했다"고 한다. 그리고 그 수치는 30년 동안 크게 변화가 없었다고 한다. 미국의 약물 부작용으로 인한 사망자가 사망 원인 4위에 해당된다. 또한 약의 부작용은 서서히 나타나므로 두려움과 경계심을 갖지 않는다.

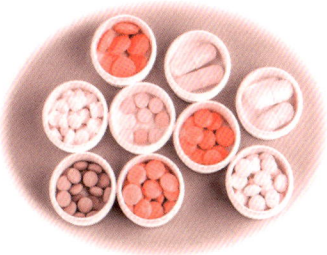

제3장 자연치유

"환자를 만드는 의료 상업주의 만연"

오늘날 의료계는 '없는 병도 만들 만큼' 의료 상업주의가 팽배해 있다. 의료계가 질병의 정의를 확장해 수요를 창출해 왔다는 주장이 있을 정도이다. 고혈압의 예를 들어보자. 일본 고혈압학회는 최고 혈압 160mmHg 이상, 최저 혈압 95mmHg 이상이던 고혈압의 진단 기준을 2000년에 최고 혈압 140mmHg 이상, 최저 혈압 90mmHg 이상으로 낮추었다. 그 결과 고혈압 환자의 비율이 2배 이상 증가했다.

2. 면역력이란?

"메르스 사태의 교훈 : 믿을 것은 면역력 밖에 없다."

우리 주변에는 세균과 곰팡이, 바이러스 등 유해생물이 가득하다. 이런 환경에서 잘 살려면 이들로부터 자신을 보호하는 무기가 필요한데, 이것이 면역 기능이다. 면역 기능은 미생물뿐만 아니라 몸에서 발생하는 돌연변이 세포를 발견하고 이를 제거하는 역할도 한다. 건강하게 살려면 무엇보다 건강한 면역체계를 갖추는 것이 중요하다. 2015년 5~6월 전국을 공포 상태로 몰아 넣은 「메르스 사태」를 돌이켜 보면, 백신이 개발되지 않은 상태에서 메르스가 사회에 만연될 경우, 소독 및 자신의 면역력에 의해서 예방 및 치유하는 방법 밖에 없다는 사실에 의료인과 국민들은 무척 당황하였다.

30~40대 이후 노화가 시작돼 각 기관의 기능이 떨어지고 면역력도 떨어지므로, 젊다는 이유로 지나치게 무리하는 등 건강을 돌보지 않으면 노화를 촉진하는 꼴이 되므로 주의해야 한다. 또한 면역력이 떨어지면 구강이나 입술에 염증이 생기고, 감기에 잘 걸린다. 대상포진이나 가려움증, 습진 등 피부질환이 나타난다. 직장인은 만성 피로증후군과 같은 질병도 생긴다.

"면역력에 가장 큰 영향을 미치는 것은 생활습관"

면역력에 큰 영향을 미치는 것은 생활습관이다. 평소 과로, 수면부족, 비만, 체온 저하, 지나친 음주, 약물 남용 등에 많이 노출된 사람은 면역력이 떨어지기 쉽다. 이런 사람은 고혈압, 당뇨병, 고지혈증, 지방간 등 생활습관병에 잘 걸린다. 세계적 면역학 권위자인 아보 도오루는 정시 출근, 잦은 야근, 과도한 스트레스, 스트레스를 술과 회식으로 해소하는 습관, 아프면 약부터 찾는 삶을 중단하라고 권하고 있다.

"백혈구는 다양한 면역체를 가지고, 군대와 같이 활동하면서 인체를 방어한다."

면역의 주역인 백혈구는 우리 몸에 병원균 등 이물질이 들어오는지 감시하고 물리친다. 건강검진에서 혈액검사를 하는 이유 중 하나가 백혈구 수치의 확인이다. 병원균에 감염되거나 급성 스트레스를 받으면 백혈구의 수치가 높아지기 때문에 치료방법을 결정하는데 중요한 역할을 한다. 백혈구는 다양한 면역세포로 구성된다. 과립구 54~60%, 림프구 35~41%, 대식세포(매크로파지) 5%로 각각의 역할을 수행한다.

대식(大食)세포는 면역시스템의 사령탑으로서 신체에

이물질이 침입하면 과립구나 림프구에게 적의 존재를 알린다. 탐식 기능을 갖고 있어 돌아다니면서, 이물질을 통째로 먹어치운다. 결핵, 매독, 홍역 등에 걸리면 늘어난다.

과립구는 치유의 행동대장 역할을 하는 바, 대식세포의 보고를 받아 이물질을 삼킨다. 탐식능력이 높고, 주로 세균류를 처리하며, 화농성 염증을 일으킨다. 이물질을 삼킨 과립구는 이물질과 함께 죽어 고름이나 노란 콧물이 된다. 감염증, 외상(外傷) 등에 노출됐을 때 늘어난다.

림프구는 대식세포나 과립구가 처리하지 못하는 바이러스나 꽃가루 같은 작은 이물질을 처리하며, 비율이 높아지면 면역력이 강해진다. T세포, B세포, NK세포 등으로 구분되며, T세포 중 킬러 T세포는 적(항원)을 분해하는 퍼포린 효소를 발사해 상해를 입힌다.

또한 B세포는 항원에 대응할 항체(면역글로블린)를 만들어 항원을 체포한다. NK세포는 암화(癌化)된 세포나 유해물질을 독자적으로 공격하는 살상(殺傷)세포다.

면역력과 자율신경의 관계

"자율신경(교감신경, 부교감신경)이
조화를 이루어야 면역력이 강해진다."

호흡이나 혈관, 장기의 활동 등 우리의 의지와 상관없이 활동을 조절하는 신경을 자율신경이라 한다. 예를 들어, 맹수 사냥을 할 경우 심장박동을 빠르게 하고 혈당치를 높여 순간 운동 능력을 극대화시키는 것이 교감 신경이다. 반면, 휴식이나 안정 상태에 작용하는 부교감신경이 우위에 있을 때는 맥박도 느려지고, 혈압도 내려간다. 교감신경과 부교감신경이 상승·하강하면서 생명 활동이 이뤄지고, 백혈구의 과립구와 림프구의 활동에도 영향을 미친다. 면역세포인 과립구나 림프구는 어느 한쪽이 과도하게 늘거나 줄면 면역기능에 이상이 생긴다. 따라서 백혈구를 제어하는 자율신경의 균형을 맞추면 면역력이 저절로 강해진다. 자율신경에 따른 병이 일어나는 메커니즘을 살펴보자.

1) 교감신경 우위 - 과립구 증가

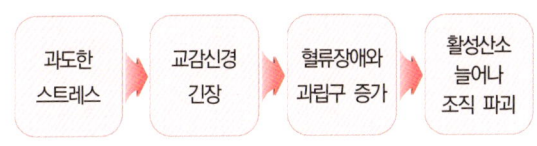

 과도한 스트레스는 교감신경을 긴장시키는 원인이며, 스트레스로 인한 아드레날린의 과잉 분비는 심박수 증가뿐 아니라 과립구 증가와 혈관 수축을 일으킨다. 항원을 삼켜 파괴하는 과립구가 지나치게 많아지면 산화물질인 활성 산소를 뿜어 정상세포를 산화시키고, 염증을 일으켜 파괴한다. 혈관이 수축해 혈액흐름이 나빠지면 가슴이 두근거리고 손발이 차가워진다. 게다가 과립구가 과잉 증가한 만큼 림프구가 줄어들기 때문에 작은 이물질이나 암세포를 처리하는 림프구가 역할을 잘 못한다. 암을 비롯한 질병의 70% 이상이 과립구의 지나친 증식 때문에 발생한다.

2) 부교감신경 우위 – 림프구 증가

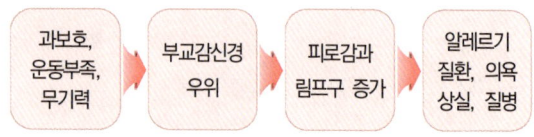

잘 먹고 충분히 쉬면 피로가 풀리는 것은 밤사이 림프구가 다니면서 몸을 치유했기 때문이다. 하지만 아세틸콜린이 과잉 분비되어 림프구가 지나치게 늘어나면 부작용이 생긴다. 혈관이 확장된 만큼 혈액이 흐르지 못하면 저혈압이 발생하고, 혈액량이 과도하게 증가하면 어느 한 곳에 뭉치기도 한다. 지나친 이완으로 갑자기 의욕이 떨어지고 무기력해지기도 한다.

림프구 증가상태가 지속되면 이물질이 침입했을 때 곧바로 항체(抗體)를 만들어 배설하려고 한다. 그러면 인체에 해가 없는 일반적인 물질까지 항원(抗原)으로 인식하는 알레르기 질환 등 많은 질병에 노출된다. 이런 유형의 질환으로는 꽃가루 알레르기, 아토피 피부염, 어혈, 충수염, 설사, 골다공증, 유착성 장폐색, 가려움증, 동상에 의한 가려움, 두통, 우울증, 식욕 항진 등이 있으며, 기분이 가라앉는 증상이 나타나기도 한다.

면역력에 영향 미치는 요소

1) 약

> "증상만 완화시키는
> 약제가 면역력의 최대 적(敵)이다."

건강한 면역상태에는 웬만한 감염이나 조직 손상은 약물의 도움 없이 스스로의 힘으로 처리할 수 있다. 그러나 인체의 면역체계가 스스로 해결할 시간도 주지 않고 증상이 생기자마자 즉각 약물을 투여하면 인체가 항상성을 잃어 자체적인 해결능력을 상실하게 되고, 약물의존도는 더 심해진다.

환자가 흔하게 접하는 항염증제 중 스테로이드제는 면역세포 전반을 억제하는 면역 억제제의 일종이고, 비(非)스테로이드제는 '프로스타그란딘'이라는 염증 물질의 합성에 관여하는 효소를 저해해 염증을 가라 앉히는 약물이다. 이런 약물은 정상적인 면역과정에서 일어나는 염증반응을 억제시켜 환자가 느끼는 고통을 줄여준다. 일시적인 사용은 크게 문제되지 않지만, 반복적으로 계속 사용하면 감염이나 조직손상에 대응하는 면역세포의 능력이 퇴화한다.

2) 비만

"**잉여지방 때문에 생기는 염증 물질이 만성질환 유발**"

비만은 체내에서 일어나는 모든 신진대사 과정에 교란을 일으키는데, 면역세포의 정상적인 생산과 활동에도 문제를 초래한다. 즉, 골수나 비장에서 면역세포를 만들기 위한 정상적인 신호전달과 영양공급에 문제가 생겨 백혈구 같은 면역세포가 제대로 만들어지지 않게 된다. 체내에 과잉 축적된 잉여 지방은 그 자체로도 큰 문제지만, 여기에 노폐물이 엉겨 붙게 되면 면역세포를 자극해 염증반응을 일으키는 일종의 자극원이 된다.

이런 문제가 인체 각 조직에서 지속적으로 발생하면 조직세포를 손상시켜 간경화, 동맥경화, 당뇨병이나 심장병 등 만성질환을 유발하는 원인이 된다.

3) 잠

"잠은 건강한 면역 세포 만들기에 필수"

잠을 잘 자면 부교감신경이 활성화되면서, 혈압과 심장박동수가 낮아지고 모든 조직이 에너지를 재충전하는 상태로 돌입한다. 반대로 잠을 제대로 못 자면 교감신경이 우세해져 인체가 계속 긴장 상태가 되고, 조직이 대부분의 에너지를 소모하는 상황이 된다. 이런 상황이 오래 지속되면, 결국 조직에 손상을 준다. 따라서 수면은 건강한 면역세포를 만들기 위해 반드시 필요하다. 평균 하루 7~8시간 자는 것이 좋지만, 많이 잘 수 없는 상황이면 30분정도 낮잠을 자는 것도 도움이 된다.

4) 운동

"**적당한 운동은 산소, 영양분 공급, 노폐물 배출을 도와, 면역력 강화**"

적당한 운동은 교감신경을 자극해 신진대사를 촉진시키고, 혈액순환을 원활하게 함으로써 모든 조직에 산소와 영양분이 잘 전달되고, 노폐물 배출이 잘 이뤄지도록 한다. 또한 근육을 사용하면 체온이 올라가 혈액순환이 잘 이뤄진다. 이때 백혈구 활동이 활발해지면서 면역력이 좋아진다. 단, 지나치게 오랜 운동이나 강도 높은 운동을 하면 세포내에 산화물질이 생겨 오히려 면역력을 떨어뜨린다.

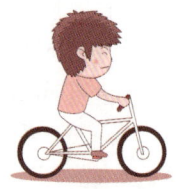

5) 웃음

"웃음은 운동 효과와 NK 세포 활성화로
면역력 향상"

웃음은 부교감신경을 자극해 긴장을 이완시키고 몸을 편안하게 한다. 또한 체내 근육을 움직여 가벼운 운동을 하는 것과 맞먹는 효과가 있다. 스탠퍼드대 윌리엄 프라이 박사는 "웃을 때마다 몸속 근육 650개 중 231개가 움직여 가벼운 운동을 하는 것과 같다"고 발표했다. 한편, 웃음은 암세포를 죽이는 NK 세포를 활성화하기 때문에 면역력 향상에 도움이 된다.

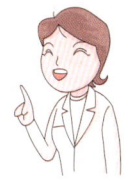

3. 면역력 강화를 위한 식이요법

"균형잡힌 영양과 원활한 신진대사는
면역력 강화의 기본"

몸은 건강한 상태를 유지하기 위해 신진대사가 이루어지면서 노후한 세포는 사라지고, 싱싱한 세포가 새로 만들어지며, 체온은 늘 일정하게 유지된다. 단백질, 탄수화물, 지질, 비타민, 미네랄, 식이섬유 중 어느 하나가 부족해도 건강한 세포가 만들어질 수 없다. 건강하려면 균형 잡힌 식생활이 필수이고, 면역력도 마찬가지다.

1) 하루 세끼 규칙적인 식사

불규칙한 식습관은 폭식(暴食)을 부르고 비만을 유발한다. 특히, 과식이나 야식(夜食)은 식습관을 가지며, 적절한 식이요법을 병행하면 면역력을 강화할 수 있다.

2) 전체(全體)식품 챙겨 먹기

세계적인 면역학자 아보 도오루는 전체식품을 '현미·뼈째 먹는 생선·잔 새우·콩··깨와 같이 뿌렸을 때 싹이

터서 다음 생명을 키울 힘을 지녔거나 생명이 있을 때의 모습을 그대로 유지하는 식품'이라고 정의한다. 이런 식품에는 동·식물 자체 및 인간이 살아가기 위해 필요한 영양소가 빼곡히 들어 차 있다. 예를 들어 '부분식품'인 생선 한 토막을 먹는다면 생선의 머리나 내장, 골격에 함유된 영양소는 섭취할 수 없다. 이와 같이 전체식품에는 필요한 영양소가 다양하게 들어 있어, 영양의 불균형을 해소하여, 면역력을 높일 수 있다. 암을 극복한 환자들의 식이요법에 가장 많이 등장하는 식품이 현미와 콩인 것이 잘 설명해 주고 있다.

3) 미네랄·무기질 골고루 섭취하기

몸의 에너지를 효율적으로 작동하게 하는 필수 아미노산, 비타민 A·B_6·C·E, 마그네슘, 칼륨, 칼슘 같은 무기질은 자율신경을 바로잡아 면역력 강화를 돕는다. 다양한 영양소를 골고루 섭취하는 습관 역시 중요하다.

4) 발효식품 충분히 먹기

김치, 청국장, 된장, 낫토와 같이 생물에 의해 발효·숙성된 발효식품은 미생물에 있는 영양소와 유효성분에 발효과정에서 생기는 효소까지 더해져 신체의 면역 기능을 높인다. 또한 미생물의 분해 능력은 식품의 소화흡수를 돕는다.

5) 녹황색 채소 많이 먹기

채소에는 섬유질과 비타민 A·B·C, 칼슘과 칼륨, 인, 철, 망간 등의 무기질이 함유됐다. 몸의 원활한 신진대사를 돕고 유해한 활성산소의 발생과 작용을 억제하는 효과가 뛰어나다. 풍부한 섬유질은 유해물질을 분해하고 배출한다. 특히, 농약을 사용하지 않고 재배한 유기농 채소에는 건강한 섬유질 성분이 훨씬 많이 함유된 것으로 밝혀졌다.

6) '기피식품'을 적당량 섭취하기

식초, 매실장아찌, 생강, 차조기, 고추 등 독특한 맛과 향을 지닌 식품은 우리 몸이 불쾌하게 여겨, 이러한 맛을 가진 것이 우리 몸에 들어오면 '방어반응'으로 인해 위장의 활동이 활발해지면서 그것을 배설하고자 하는데 이 과정에서 부교감신경 우위 상태가 된다.

 "생활건강사용설명서" 류영창 지음, 해빛 간

제4장

건강에 좋은 식품

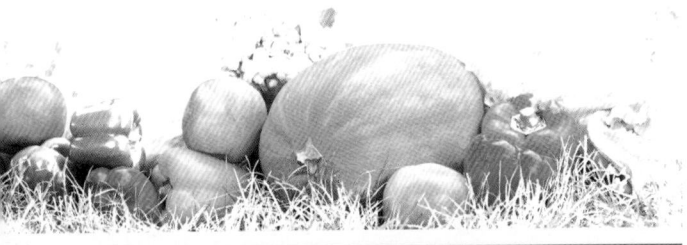

활성산소 발생이 불가피할 때는
항산화제를 생성·섭취하여
제거해야 한다.

건강에 좋은 식품

활성산소 발생이 불가피할 때는
항산화제를 생성·섭취하여
제거해야 한다.

1. 활성산소(活性酸素)란?

"활성산소는 인체 내에서 '테러리스트'와 같이 활동하는 독성(毒性)산소"

에너지 생산과정에서 물과 이산화탄소 및 산소가 발생하는데, 이 산소를 활성산소(active oxygen)라 한다. 활성산소는 몸 안의 병균이나 이물질을 없애는 면역기능과 신호전달물질로 작용한다. 그러나 많이 발생하게 되면 돌변하여 '배신(背信)의 물질'로 작용한다. 최근 의학계에서는 노화, 질병, 암의 원인이 대부분 몸 안에 지나치게 많아진 활성 산소가 세포질을 공격함에 따른 것으로 보고 있다.

활성 산소가 언제 잘 만들어지는지 살펴보자.

스트레스

스트레스를 심하게 받으면 코르티솔(cortisol)이 분비되어 신체를 보호하는 역할을 한다. 코르티솔은 다시 정상 수치로 돌아가지만 이런 현상이 자주 발생하면 코르티솔은 정상 수치보다 계속 높게 분비되어 인체의 면역세포 기능을 떨어뜨리게 된다. T-임파구가 과민반응을 하면서 화학물질인 싸이토카인이 분비돼 몸이 항상 감기 몸살을 앓는 것 같이 아프다.

과식(過食)

대사과정에서 호흡된 산소의 2% 정도는 활성산소로 전환된다. 영양분을 많이 섭취하게 되면 대사하기 위해 그만큼 산소의 소비량이 많아져 활성산소가 증가한다.

지나친 운동

원광대 김종인 교수의 '직업별 평균 수명' 연구에 따르면, 종교인이 79세로 가장 높고, 연예인(73세) 등 순으로 장수했다. 반면, 단명(短命)한 직업군은 언론인(65세), 체육인(67세) 등이었다. 장효조, 최동원과 같은 유명 스포츠인이 단명(短命)한 것은 지나친 운동으로 인해 활성 산소가 증가한 것이 원인으로 추정된다. 운동은 산소를 많이 필요로 하기 때문에 활성 산소도 증가한다.

담배 연기

담배 피울 때 생기는 일산화탄소는 헤모글로빈 친화력이 산소보다 커서 산소를 몰아내고 헤모글로빈과 결합한다. 이 과정에서 결합하지 못한 여분의 산소는 활성산소로 전환되어 정상 세포의 전자를 뺏는 약탈행위를 하게 된다.

트랜스 지방

트랜스 지방은 액체 상태인 식물성 지방에 수소를 첨가하여 상하지 않고 운반하기 쉬우며 저장하기 편하게 만든 고체 상태의 기름인데, 튀김이나 치킨, 팝콘, 과자 등이 유난히 바삭바삭한 맛을 내게 하는 용도로 많이 사용한다. 트랜스 지방은 혈액의 LDL을 증가시키고, 좋은 콜레스테롤인 HDL은 감소시켜 혈관을 굳게 하고 좁게 만들며, 활성산소에 쉽게 산화되어 과산화지질로 변성이 증가되어 심혈관 질환을 촉진한다.

지나친 태양광선

자외선은 살균이나 소독작용을 하며 인체에 비타민 D 생성을 도와준다. 그러나 지나친 자외선으로 과량 만들어진 활성산소는 피부 진피층에 생성된 콜라겐, 엘라스틴과 같은 섬유질과 히알우론산을 파괴하여 피부의 탄력을 저하시켜 주름살을 만들고 수분을 빼앗아 피부를 건조시킨다.

술과 약물 남용

알코올 및 많은 약물의 대사도 간에서 일어난다. 약물은 자체 또는 약물대사 효소(cytochrome P450)에 의한 대사과정을 통해 반응성 대사 산물로 변화되어 약효를 발현하고, 해독과정을 통해 무독화 되면서 수용성이 크게 증가된 후 신장이나 담즙을 통해서 배설된다. 이 과정에서 전자의 교환으로 인해 활성 산소가 발생한다. 그래서 세포막의 단백질을 변성시켜 독성을 발휘하거나, 생성된 중간 대사물로 인해 직접적으로 간에 손상을 입힌다.

방사선

X-선과 같은 방사선이 생체를 통과할 때 활성산소 중에서 독성이 제일 강한 하이드록시 라디칼(OH)이 발생되는데, 이것은 세포핵 속의 DNA를 순식간에 파괴하여 생명체를 죽게 만든다. 병원에서 진단을 위해 X-선이나 CT 촬영을 하는 양은 큰 문제가 없지만 너무 자주 촬영

하는 것은 몸의 활성 산소를 증가시키는 요인이 되므로 주의해야 한다.

환경 오염 물질

중금속은 환경과 음식물로부터 흡수되어 배출되지 않고 점점 축적되어 작은 양이라도 독성으로 인해 피해가 크다. 또한 철분이나 셀레늄 등 같은 미량의 금속은 유익하지만 많아지면 오히려 독성물질이 된다.

가정에서 흔히 접하는 방향제, 세제, 페인트 및 식품 첨가물, 방부제와 대기 오염 물질에 둘러싸여 있다. 이러한 환경오염 물질들은 체내에서 활성산소를 증가시킬 뿐만 아니라 면역체계를 혼란시키고 발암물질로 작용한다.

2. 항산화제(抗酸化劑)

"활성산소 발생이 불가피할 때는
항산화제를 생성·섭취하여 제거해야 한다."

제4장 건강에 좋은 식품

  활성산소가 과다 발생하면 조직세포가 노화되고, 암을 유발하며, 각종 질환의 원인이 된다. 그러나 다행히도 체내에서는 대사를 통해 자체 생성되는 SOD(Superoxide dismutase) 등 항산화효소나 비타민 B, C, E 및 각종 미네랄 등 각종 항산화제를 통해 활성산소의 공격을 방어할 수 있는 기능을 가지고 있다.

  신체 외부에서 공급될 수 있는 항산화제는 아래와 같지만 식품을 통한 섭취가 중요하다.

비타민 C, E

  비타민 C는 활성산소를 직접 제거하고, 세포막의 성분인 불포화 지방산이 활성산소에 의해 산화되는 것을 보호한다. 이때 비타민 C가 비타민 E에 전자를 주어 다시 비타민 E로 환원시키는 작용을 한다.

  비타민 E도 세포막을 보호하며, 산화로부터 LDL 콜레스테롤을 보호하여 동맥경화를 예방하고, 혈관 이완을 촉진시킨다. 비타민 E의 주요 공급원으로는 올리브, 해바라기, 홍화씨 등의 식물성 기름과 견과류, 껍질이 정제되지 않은 곡류, 녹색 야채 등이 있다.

글루타치온(glutathion, GSH)

GSH는 강력한 항산화제로서 조절자 역할을 한다. 비타민 C나 E는 활성산소를 만나게 되면 GSH에 넘겨주고 원래 상태로 돌아가게 된다. GSH 분자는 하이드록시 라디칼을 만나 전자를 주어 유해성이 없는 물 분자로 만들고 자신은 다른 라디칼을 가진 GSH 분자와 짝을 맺음으로써 독성이 없는 짝지은 GSH 분자가 된다.

또한 약품, 유해화학물질, 오염물질, 방사선 등 인체 내에 침투하는 수많은 독성 물질을 GSH의 효소시스템에 의해 제거한다. 아울러, GSH는 병원균을 예방하고 면역시스템이 잘 작동되도록 도와준다.

셀레늄(sellenium)

셀레늄은 활성산소를 억제하는 항산화 기능이 탁월한데, 암세포를 자살에 이르게 하기 때문에 암 치료와 예방에 좋다. 또한 강력한 소염효과로 퇴행성관절염에 효과가 있다. 셀레늄이 풍부하게 함유된 음식으로는 고기의 근육과 내장, 해산물이며, 부추, 마늘, 땅콩에도 있다. 필수적인 영양소지만 고용량은 독성을 나타낼 수 있으므로 일일 최대 섭취량을 $400\mu g$으로 제한하고 있다.

제4장 건강에 좋은 식품

코엔자임 Q_{10}

이 물질은 비타민과 같은 기능이 있어 비타민 Q라는 별명을 가지고 있다. 미토콘드리아에서 에너지를 생산하는 효소 역할을 하며, 항산화 작용 및 노화 예방에 효과가 있다. 또한 혈액순환을 돕는 산화질소를 활성화시켜 말초 혈관의 저항을 줄이고, 혈관을 이완시켜 혈압 감소에 뛰어난 효과가 있으며, 남성의 발기력도 증가시킨다. 고등어, 정어리 등 등푸른 생선과 현미, 계란, 두유 및 견과류에 많다.

피토케미컬(phytochemical)

피토케미컬은 식물의 향기나 색, 매운 맛, 쓴 맛 등을 내는 성분을 통틀어 이르는 말이다. 피토케미컬은 동물과 달리 움직일 수 없는 식물이 혹독한 자연환경에서 생장하기 위해 가진 생체 방어 기능이다.

식물이 자외선에 그대로 노출되면 다량의 활성산소(free radical)가 발생하는데, 폴리페놀이나 카로티노이드 같은 색소 성분은 이런 활성산소의 폐해를 막는 항산화작용을 한다. 건강을 유지하기 위해서는 식물이 가진 다종다양한 피토케미컬의 기능을 우리 몸에 받아들여야 한다.

1980년대 미국의 국립암연구소에서는 암 예방에 효과적인 물질을 조사했는데 이때 '채소와 과일을 많이 먹는 사람은 암에 잘 걸리지 않는다'는 것이 증명되었다.

이 연구결과를 바탕으로 미국에서는 1990년대부터 하루에 다섯 접시 이상의 채소와 과일을 먹자는 '5-A DAY' 운동을 벌였고, 그 노력 덕분에 암환자 및 암으로 인한 사망자수가 1990년대부터 감소하기 시작했다.

피토케미컬의 종류

1) 폴리페놀

식물의 색소에 관여하는 성분인 플라보노이드계와 그 밖의 비플라보노이드계로 크게 나뉜다.

플라보노이드는 포도, 블랙베리, 차조기 등에 많은 안토시아닌, 차(茶)에 들어 있는 카테킨, 대두에 들어있는 이소플라본 등이 있다.

플라보노이드는 체 내의 비타민 C 흡수를 돕고, 활성산소를 분해하거나 LDL의 과산화를 억제하는 항산화 기능이 있다. 또한 인체의 중금속을 해독하고, 모세혈관을 튼튼하게 하여 순환을 촉진하고 면역력을 증가시켜 항균

작용과 암을 예방한다.

비(非)플라보노이드계의 대표 성분은 깨의 세사민, 차의 쓴맛 성분인 타닌, 커피의 클로겐산, 울금의 커큐민 등이다.

2) 카로티노이드(carotenoid)

붉은색과 노란색 위주의 식물에 많이 포함된다. 당근이나 단호박에 많은 β-카로틴은 산소라디칼을 제거하는 효과가 있고, 세포막의 불포화지방산과 혈관의 LDL 콜레스테롤의 산화를 방지한다.

이외 토마토에 많은 리코펜은 산소라디칼 억제가 뛰어나 암의 발달 전(前) 단계에서 암을 예방하며, 지질의 과산화와 LDL의 산화 억제에도 효과가 뛰어나다.

케일, 시금치, 붉은 고추 등에 많은 루틴도 항산화 작용을 한다.

3) 다당(多糖)류

다당류에는 해조(다시마, 미역 등)의 미끈거리는 성분인 후코이단, 버섯류의 베타글루칸, 콩이나 허브류의 사포닌, 사과나 포도의 펙틴 등이 있다. 아미노산 계열에는 식물성은 아니지만 어패류에 많은 타우린 등이 있다. 그 밖에 양파, 마늘, 양배추 등의 유황화합물, 향기 성분의 하나인 생강의 진게롤과 감귤류의 리모넨 등 매우 다양하다.

3. 식이섬유

"성인병 예방을 위해서는 식이섬유 섭취가 중요하다."

경제 성장과 더불어 육류와 패스트푸드의 소비가 증가하기 시작하면서 식이섬유의 섭취를 현저하게 감소시켰고, 각종 성인병의 발병률을 높이는 결과를 초래했다. 그래서 세계 다른 나라와 마찬가지로 식이섬유를 '제6의 영양소'로 부르면서 중요성을 인식하기 시작했다.

1960년대에 25g에 가깝던 우리나라 사람들의 식이섬유 섭취량은 2008년으로 오면서 20g 아래로 떨어지기 시작했다. 식이섬유는 소화기능을 강화하고, 혈당의 상승을 막고 콜레스테롤 수치를 낮춰 심장 건강에 큰 도움을 준다.

충남대에서 쥐를 통해 수용성 식이섬유의 효능 실험을 했더니, 사료에 5%의 수용성 식이섬유를 섞어 먹인 쥐들의 경우, 심장병 위험인자인 콜레스테롤과 중성지방이 모두 유의미하게 감소하였다.

"식이섬유 부족이 대장암 발생을 촉진시킨다."

아프리카 원주민의 경우 하루 대변량이 약 400g 정도다. 미국인에 비하면 무려 4배가 많다. 이는 억센 풀과 뿌리, 과일 같은 식이섬유가 풍부한 음식을 즐겨 먹기 때문이다. 미국으로 건너간 아프리카 원주민들의 경우에는 대장암 발생률이 무려 60배나 증가한다는 사실로 부터 식이섬유가 대장의 건강과 밀접한 관련이 있다는 것을 알 수 있다.

식이섬유는 스펀지가 물을 머금듯 수분을 빨아들이는 능력이 뛰어나서, 자신의 무게보다 30~40배나 많은 수분을 흡수할 수 있기 때문에 적은 양을 먹어도 포만감을 느끼게 하고, 변의 양을 늘려 부드럽고 배설하기 좋은 상태로 만든다. 또한 흡착효과도 뛰어나 장내에 떠다니는 콜레스테롤이나 발암물질에 달라붙어 이를 몸 바깥으로 배출시키는 역할까지 훌륭히 해내는 '착한 청소부' 역할을 한다.

식이섬유가 풍부한 음식은 통곡물, 박고지, 무말랭이, 우엉, 브로콜리, 옥수수, 시금치, 당근, 바나나 및 해조류가 있다. 특히, 미역, 김, 다시마와 같은 해조류에는 '알긴산'과 같은 수용성 식이섬유를 많이 함유하여 영양적 가치가 높다. 식이섬유를 섭취시 좋은 효과를 보기 위해서는 수분 섭취가 매우 중요하다. 물이 부족하면 오히려 변이 딱딱해져 변비를 악화시킬 수 있다. 또한 가공과정을 최소화해야 한다. 예를 들어, 오렌지 1개의 식이섬유량은 3g이지만, 오렌지주스의 식이섬유량은 0.3g으로 10배나 떨어진다.

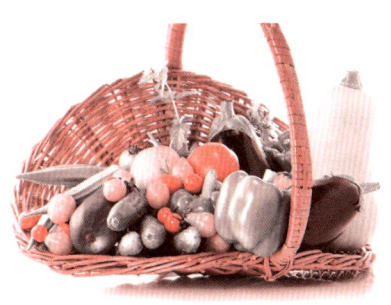

제4장 건강에 좋은 식품

4. 음식 궁합

"조상의 지혜인 음식궁합을 맞춰 먹으면,
생활습관병 예방 및 맛 증진 효과를 높일 수 있다."

음식을 먹으면서, 우리나라 사람들은 참 지혜가 많다는 것을 새삼 느낀다. 그 중 하나는 옛날부터 습관적으로 먹는 음식이 현대 영양학적으로 볼 때 궁합이 잘 맞는 현상이며, 음식 궁합을 맞추어 먹으면, 생활습관병 예방과 음식 맛의 증진 등에 효과를 볼 수 있다. 또한 정월 대보름에 먹는 음식들을 영양학자가 분석한 결과, 그 음식에는 우리나라 사람에게 겨울철에 부족되기 쉬운 영양소가 빠짐없이 들어 있다는 놀라운 사실을 밝혀낸 바 있다. 서양의 영향을 받아 맹목적으로 탐닉하는 fast food의 해악에서 벗어나 건강을 유지하는 길은 조상의 지혜가 담겨져 있는 우리의 전통 음식을 섭취하는 것임을 인식하여야 한다.

- **쇠고기, 생선회 + 깻잎**

  쇠고기에는 단백질이 풍부하게 들어 있으며, 질(質)도 우수한 반면, 칼슘과 비타민, 특히 A, C류는 거의 들어 있지 않고, 생활습관병의 원인이 되는 콜레스테롤이 높은 것이 단점이다. 들깻잎에는 쇠고기에는 없는 비타민 A류와 C가 많이 함유되어 있고, 깨에서 추출한 식물성 기름과 함께 먹으면 콜레스테롤이 혈관에 달라붙는 것을 예방해 주므로 쇠고기와 깻잎은 최상의 궁합이다. 또한 깻잎 특유의 향을 내는 정유 성분인 페릴 키톤은 방부제 역할을 하기 때문에 생선회와 같이 먹게 되면 식중독을 예방하는 효과를 볼 수 있다.

- **돼지고기 + 새우젓**

  돼지고기는 펩타이드를 거쳐 아미노산으로 바뀌는데, 이때 필요한 것이 단백질 분해 효소인 프로테아제이다. 새우젓이 발효되는 동안에 굉장히 많은 양의 프로테아제가 생성되어 소화제 구실을 한다. 또한 새우젓에는 지방 분해 효소인 리파아제가 함유되어 있어 기름진 돼지고기의 소화를 크게 도와준다.

제4장 건강에 좋은 식품

• 꽃게 + 미나리

꽃게는 고단백 저지방 식품으로, 비만증·고혈압·간장병 환자에게 좋다. 그러나 산성 식품이므로 알칼리성 식품을 곁들여 먹어야 한다. 미나리는 피를 맑게 하고 무기질과 비타민이 풍부하고 해독성이 강하므로 상하기 쉬운 게와 함께 먹으면 좋다.

• 고구마 + 김치

고구마는 알칼리성 식품으로 칼륨 성분이 특히 많다. 이 칼륨 성분은 나트륨과 길항(拮抗)작용을 하여 나트륨이 많이 빠져나가게 한다. 따라서 고구마를 먹게 되면 나트륨을 많이 분해시키게 되므로 소금기 있는 김치를 곁들여 먹으면 맛이 더 난다.

• 굴 + 부추전

굴과 부추는 서로의 상반된 성질을 보완해 에너지의 흡수율을 극대화한다. 굴의 찬 성질이 위장을 자극해 탈이 나면 부추의 따뜻한 성질이 차가워진 장을 달래 주어 소화 장애를 예방한다.

● 멸치 + 풋고추

멸치에 들어 있는 지방 성분은 풋고추에 함유된 베타카로틴의 흡수를 높여 준다. 또한 풋고추는 멸치에 들어 있지 않은 비타민 C가 감귤보다 2배 이상 높고, 모세 혈관, 연골 조직을 튼튼하게 하는 생리작용을 한다.

● 오징어, 문어, 전복 + 무

오징어나 문어, 전복처럼 가열하면 육질이 질겨지는 식품에 무를 넣고 끓이면 육질이 연해지고 무에도 맛 성분이 스며들어 음식 맛이 훨씬 좋아진다.

● 쇠고기 + 배

배는 89%가 수분인데 소화효소가 들어 있어 고기의 소화를 돕는 힘이 크다. 배의 까슬까슬한 부분은 석(石)세포라고 하는데, 변통을 촉진하는 성질이 있다. 식이섬유인 리그닌과 섬유질이 주성분이다. 고기에 배를 섞어 먹는 것은 변비 예방을 위해서도 매우 바람직하다.

제4장 건강에 좋은 식품

● 생선회 + 생강

생강의 향기를 내는 정유 성분은 식욕을 돋우는 동시에 어패류나 육류의 냄새를 없애고, 맛 성분을 끌어내므로 조리할 때 자주 쓰인다. 특히 진저롤은 비브리오균에도 살균력을 나타내기 때문에 생선회의 식중독 예방 효과가 크다. 생강에 풍부한 아밀라아제와 단백질 분해 효소가 소화를 돕고, 생강의 향미 성분은 소화기관에서 소화 작용을 하므로 생선회와 생강은 궁합이 잘 맞는다.

● 소주 + 오이

소주에 오이를 썰어 넣어 마시면 자극적인 알코올 냄새가 없어지고 맛이 순해지는 것을 느낄 수 있다. 이것은 소주의 냄새를 오이가 빨아들이기 때문이다. 오이는 성분상으로 영양가는 낮지만 칼륨 함량이 높은 알칼리성 식품이고, 칼륨은 인체의 구성 물질로 약 3.5% 가량 들어 있다. 술을 많이 마시면 체내의 칼륨이 배설되므로 오이를 술에 썰어 넣어 마시면, 자연스럽게 칼륨을 공급할 수 있는 것이다. 또 염분과 노폐물 배출이 잘 되어 숙취에 좋으며, 몸을 맑게 해주므로 오이와 소주는 찰떡 궁합이다.

- **참깨 + 시금치**

  참깨는 몸이 가벼워지게 하고, 머리를 좋게 하며, 남성 호르몬 분비를 촉진하고, 고혈압, 심장병을 예방하는 효과를 가지고 있다. 시금치나물을 무칠 때 참깨를 듬뿍 넣으면, 시금치의 수산 성분이 결석을 만드는 것을 예방할 수 있다. 또한 참깨가 시금치에 부족한 단백질, 지방 등을 보충해 준다.

- **콩국수 + 열무김치**

  콩에는 레시틴, 리놀렌산, 티로신, 리신 같은 아미노산도 풍부하며, 비타민 B_1, B_2, 칼슘, 칼륨, 마그네슘도 가지고 있다. 콜레스테롤 흡수를 억제하고, 당뇨병을 개선하는 효능을 가진다. 콩국수를 먹을 때 열무김치를 곁들이면 콩에 부족한 비타민 C 등 양질의 영양소를 골고루 섭취할 수 있어 영양 만점 별미가 된다.

- **키위 + 쇠고기**

  키위에는 식물성 섬유인 펙틴이 많고, 나트륨이 적은 대신 칼륨이 많은 것이 특징이므로 고혈압, 심장병, 신장

제4장 건강에 좋은 식품

병 등의 예방과 치료에 좋고, 변비 치료에도 좋다. 키위에는 단백질 분해 효소인 액티니진이 들어있어 훌륭한 연육제 역할을 한다.

● **소금 + 수박**

소금은 종기나 혈변, 출혈성 질병 등을 다스리고, 해독 작용도 한다. 수박에 소금을 뿌려 먹으면 수박에 의해 세포내의 삼투압 균형이 깨지고 산·알칼리 평형 유지가 안 되는 것을 막을 수 있다. 또 소금은 위액의 산도를 유지시키고 음성식품인 수박이 소화기관을 손상시키는 것도 막아준다.

● **식초 + 계란**

식초는 체내의 잉여 영양소를 분해하며, 피로물질인 젖산을 분해한다. 따라서 비만예방, 간 기능 강화, 피로회복에 효과가 있고, 생체에 활력을 준다. 혈액 생성을 돕고, 산소와 헤모글로빈의 친화력을 높여 뇌에 충분한 산소를 공급토록 한다. 식초와 계란을 배합하면 칼슘 섭취를 늘려 골다공증에 좋다.

● **메밀 소바 + 무즙**

 메밀 소바에 무즙을 넣는 것은 무즙이 메밀의 껍질 부분에 함유돼 있는 살리실아민과 벤질아민이라는 유해성분을 제독(除毒)시켜 주기 때문이다.

 "생활건강사용설명서" 류영창 지음, 해빗 간

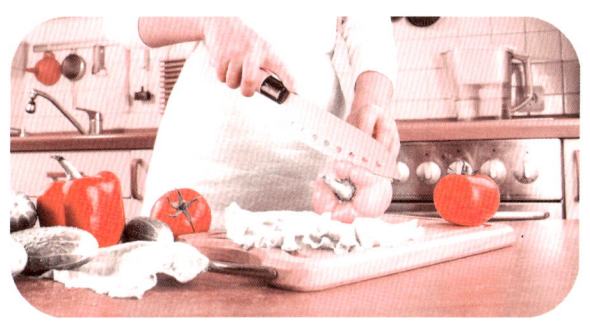

제2절

건강관리법

제1장

소화기 건강

한국인은 너무 많이 먹고,
빨리 먹는 식습관 때문에
암, 역류성 식도염 등 위장질환이 많다.

소화기 건강

한국인은 너무 많이 먹고,
빨리 먹는 식습관 때문에
암, 역류성 식도염 등 위장질환이 많다.

1. 우리나라 사람들에게 소화기 질환이 많은 이유

"한국인은 너무 많이 먹고, 빨리 먹는 식습관 때문에 암, 역류성 식도염 등 위장질환이 많다."

우리나라 사람들에게 가장 많이 발병되는 암이 위암이다. 특히 남자의 경우, 위암의 발생률이 전체 암의 20.3%로 가장 높다.

우리나라 사람들은 너무 많이 먹는 경향이 있다. 또한 세끼 식사 이외에도 피자나 햄버거 같은 인스턴트 식품, 삼겹살 구이, 프라이드치킨, 콜라와 같은 탄산음료, 스넥류를 과다 섭취함으로 인하여 소화해 내느라 우리의 위는 분주하다.

또한 한국인의 식사 시간은 전쟁과 오랜 가난 덕분(?)에 선진국에 비해 3배 이상 빠르다. 대한헬리코박터연구학회가 2006년에 역류성 식도염, 위궤양, 위암 등의 유병률을 조사한 결과, 모든 질환에서 남성이 여성보다 2배 높았고, 남성 가운데 역류성 식도염이 11.2%로 가장 높았다.

제1장 소화기 건강

회식이나 야근 시 섭취하는 음식물들은 대개 열량이 높고 소화하는데 오랜 시간이 걸리는 경우가 많다. 그런 음식물이 위에 남아있는 상태에서 잠자리에 들기 때문에 문제가 발생하는 것이다.

2. 왜 잘 씹어 먹어야 하는가?

"오래 씹어 먹는 것이
소화기능, 뇌기능 향상, 치매 예방에 좋다."

1) 빨리 먹는 문제

빨리 먹는 습관이 현재 한국인에게도 보편화되어 있다는 것이다. 이로 인하여 현재 전 인구의 5~10%가 역류성(逆流性) 식도염을 앓고 있는 것으로 알려져 있다. 음식물을 잘 씹지 않고 빨리 먹게 되면 천천히 먹을 때보다 더 많은 공기를 음식물과 함께 삼키게 되는데, 이때 들어간 공기가 위를 급속히 팽창시킨다. 팽창된 위는 압력을 낮추기 위해 다시 공기를 밖으로 내보내게 되고, 이때 위산이 함께 역류하는 것이다.

또한 뇌의 시상하부에는 포만중추나 섭식중추와 같이 식욕을 담당하는 기관이 있는데, 씹는 활동을 하게 되면 배부름을 느끼는 포만중추가 자극되는 반면, 식욕을 일으키는 섭식중추가 억제된다. 이런 원리로 천천히 오래 씹어 먹으면 체중이 감소하게 된다.

2) 타액(침)의 역할

입속에는 3개의 타액선에서 탄수화물의 소화효소인 '프티알린'이 분비되어 밥을 맥아당으로 만든다. 밥을 잘 씹지 않고 삼키면 위의 부담이 심해져서 속이 거북하거나, 쓰린 증상이 생기고, 위산과다, 위궤양의 원인이 된다.

타액에는 '파로틴'이라는 호르몬이 함유되어 있어 잘 씹으면 혈관내로 들어가, 뼈와 치아의 단단한 조직을 튼튼하게 하고 노화를 예방하며, 혈관의 신축성을 높이며 세균과 싸우는 백혈구를 증가시키는 효과가 있고, 모발이나 피부의 발육도 돕는다.

3) 잘 씹기의 효과

씹어서 턱의 경락을 자극함으로써 위와 췌장의 기능도 활발해 진다. 잘 씹어서 음식의 맛을 음미하면서 먹으면 위액이 다량으로 분비되고, 췌장에는 진한 췌액이 다량으로 준비되어 음식이 오면 기다렸다는 듯이 충분히 소화를 시킨다. 그 때문에 소식(小食)을 하더라도 모든 영양소가 완전 연소되어 충분한 에너지를 얻을 수 있다.

잘 씹지 않아 위(胃)의 상태가 나빠져 소화제를 오랫동안 복용하면, 본래 가지고 있던 인체의 소화 기능이 불필요해져 점차 작용이 둔화된다.

고기는 오래 씹으면 형편없이 맛이 없어진다. 반면, 잘 씹어서 맛이 좋아지는 것은 야채와 해조류이다. 채소나 해조류를 잘 씹어 먹는 것을 습관화하면, 육류를 멀리하게 된다. 또한 오래 씹어 먹으면 만복 중추를 자극하여 적은 식사로도 배를 든든하게 하는 효과가 있다.

4) 씹기와 뇌활성화의 관계

아래 턱에 붙어 있는 저작근을 신축운동으로 해서 아래 턱 운동을 하게하고, 운동피질(대뇌반구에 있는 신피질 영역)을 크게 자극하고, 씹는 행위를 통해 뇌의 혈류가 늘어나고 뇌가 활성화되기 때문에 씹으면 뇌가 좋아지는 것이다.

베타아밀로이드는 뇌의 신경세포를 파괴하는 독성물질

로 알츠하이머병과 같은 치매를 유발하는 단백질로 알려져 있다. 씹을수록 알츠하이머병과 같은 치매에 걸릴 확률이 낮아진다고 밝혀졌다.

또한 잘 씹으면 침 속에 있으면서 활성 산소를 제거하는 퍼록시다아제(peroxidase)를 활성화시키며, 퍼록시다아제가 활성 산소 제거 뿐만 아니라 심근경색, 동맥경화, 당뇨병 등 생활습관병도 예방하는 것으로 알려졌다.

3. 위(胃)와 먹을거리 관계

"현미와 같은 곡류 섭취, 짜게 먹지 않기,
채소·과일 등 식이섬유 섭취가 위 건강에 좋다."

위 건강을 위해서 가장 신경써야 할 것은 먹을거리다. 첫째, 일단 흰쌀이나 흰 밀가루 같은 정제된 곡류는 피하고, 현미, 콩, 귀리 같은 통곡류와 잡곡류를 섭취하는 것이 좋다. 쌀겨 속에 쌀눈과 섬유질, 비타민, 유기미네랄 등 인체에 유익한 성분이 풍부하게 들어 있기 때문이

제1장 소화기 건강

다. 또한 양질의 섬유질이 다량 포함되어 있어 숙변을 없애고 변비를 사라지게 하는데 탁월하다.

둘째, 짜고 매운 음식을 즐기는 경우에는 위암을 비롯한 각종 위장 질환을 일으킬 수 있다. 음식을 짜게 먹으면 우리 몸은 더 많은 수분을 요구하게 되고, 혈액량이 많아지면서 고혈압을 유발할 수 있다. 짜게 먹는 습관이 오래 지속되면 만성위염이나 위암에 걸리기 쉬운데, 이는 위 점막에 작용해 암이 발생하기 쉬운 환경을 만들기 때문이다.

셋째, 무작정 식사량을 줄이기보다는 채소, 과일, 버섯과 같은 섬유질이 풍부한 음식을 섭취하고 비타민과 미네랄이 많은 해조류 등 저열량 음식으로 전체 섭취 열량을 맞추는 것이 좋다.

넷째, 알코올은 적정량이 우리 몸에 들어오면 신진대사를 촉진하고, 적포도주와 같은 경우 항산화작용을 하므로 우리 몸에 좋다. 하루에 1~4잔 정도의 음주는 심장 발작 확률을 40% 가량 줄여준다고 한다.

소화기 건강에 좋은 식품을 소개한다.

● **토마토**

라이코펜 성분이 위의 염증을 가라앉히는 데 효과적이다. 라이코펜이 니코틴을 해독하는 역할을 하므로 담배를 끊기 어려우면 토마토라도 먹는 것이 좋다. 위가 약한 사람은 삶아서 먹는 것이 좋다.

● **당근**

비타민 A 성분은 위의 기능을 강화한다. 특히 위를 보호하는 베타카로틴 성분이 듬뿍 들어있다.

● **양배추**

항궤양 성분인 비타민 U와 비타민 K가 들어있어 위를 보호한다. 비타민 U는 다른 야채에는 거의 없다.

● **브로콜리**

비타민 U 성분이 풍부하며 비타민 A와 C, 철분, 칼슘도 많이 들어 있다. 또 항산화물질인 베타카로틴, 셀레늄이 풍부해 위암을 예방하는 데 효과적이다.

제1장 소화기 건강

• 단호박

섬유질, 탄수화물, 무기질, 비타민이 풍부하다. 특히 베타카로틴이 풍부하게 들어있어 위의 점막을 보호하며, 항산화작용이 뛰어나 위암을 예방하는 효과도 있다.

• 생강

소화불량, 설사, 구토에 효과가 좋다. 위를 따뜻하게 해주기 때문에 찬 음식을 잘 못 먹는 사람에게 도움이 된다. 특히 회 같은 날 것과 함께 먹으면 해독작용을 한다.

• 김

항궤양 성분인 비타민 U가 풍부하게 들어 있다. 위궤양 또는 십이지장궤양 등에 김을 먹으면 효과적이다.

• 검은 콩

체내 독소를 없애고 위궤양과 위염, 위암을 예방한다. 또 위염이나 소화불량으로 식욕이 부진할 때 섭취하면 좋다. 신장 기능을 강화해 배뇨를 원활하게 한다.

● **찹쌀**

위를 튼튼하게 만들고, 소화와 흡수가 잘 되어 위장병이 있는 사람에게 좋은 재료이다.

● **고추**

매운 성분의 캡사이신이 위 세포를 자극해서 위의 활동성을 순간적으로 높여준다. 소화가 잘 안 되는 돼지고기나 회와 같이 먹으면 도움이 된다. 그렇다고 너무 매운 음식을 지속적으로 먹으면 위를 자극해서 오히려 위에 생긴 상처를 크게 할 수 있기 때문에 자주 먹는 것은 좋지 않다.

● **꿀**

포도당, 과당 같은 당분이외에 단백질, 미네랄, 비타민 B_1, B_2, B_6, E, 아미노산 등이 다양하게 들어 있다. 소화가 잘되기 때문에 위가 약한 사람에게 좋다.

제1장 소화기 건강

• 시금치

소화가 잘 된다. 잎에는 철분이 들어있고, 뿌리의 붉은 부분에는 조혈 성분인 코발트가 들어 있어 위를 튼튼하게 한다. 특히 술 때문에 위와 장에 쌓인 열과 독을 푸는 효과가 탁월하다.

• 감자

알기닌 성분이 점막을 튼튼하게 하므로 위의 기능이 약하거나, 위염, 위궤양 등이 있는 사람에게 좋다.

• 마늘

위를 튼튼하게 하고, 식욕을 돋운다. 위의 활동성을 증가시키고 위를 따뜻하게 해 소화를 돕고, 특히 고기와 함께 먹으면 좋다. 온몸의 신진대사를 도와주는 비타민 B_1을 완전히 흡수하게 하는 성분이 있기 때문에 쌀밥이 주식인 우리에게는 아주 중요하다.

• 무

소화효소가 많이 들어 있기 때문에 과식했을 때 무즙을 먹으면 소화가 잘 되며 위산을 중화시키기도 하다.

• 두부

콜레스테롤이 없고 소화, 흡수 능력이 뛰어나며, 위에 대한 자극이 적다.

• 깻잎

방향성 정유 성분이 많아서 해독작용이 있다. 육류나 회의 독성을 제거하고 장을 깨끗하게 만드는 작용을 한다.

• 양파

기름진 음식의 소화를 돕고 따뜻한 성질로 위의 활동성을 좋게 한다.

• 청국장

살아있는 효소와 유익한 균이 풍부하므로 장운동을 촉진해 신진대사에 도움을 주고 피부미용에 좋다.

• 흰살 생선

위장세포를 튼튼하게 만드는 데 효과적인 비타민 B_1 성분이 풍부하게 들어 있다.

4. 장(腸)의 중요성

"장을 '제2의 뇌'라고 부를 정도로 중요한 기능을 한다."

장은 음식물 속에 있는 영양분을 흡수하고 혈관을 통해서 그 영양소를 각 장기로 공급해주는 체내 에너지 기관으로서 「자동차의 엔진」과 같은 기능을 한다. 장은 몸에 불필요한 노폐물과 독소를 대변으로 배설하거나 세균이나 바이러스 등의 침입자를 무찌르고 산화예방을 위해 면역력을 높이거나 효소나 비타민을 합성하는 일로 24시간 내내 쉴 틈이 없다.

따라서 충분한 수면, 적절한 운동, 바람직한 식사, 이 3박자가 조화롭게 이루어진 정장(整腸) 활동이 중요하다.

또한 만성적인 변비가 지속되면 장내에 몸을 좀먹는 활성산소가 충만하고, 양질의 산소가 뇌에 공급되지 않아 뇌는 산소부족을 일으켜 뇌 기능 저하가 일어난다. 뇌 기능이 나빠지면 쉽게 화를 내거나 초조해져 지나친 스트레스를 느끼게 되고 결국 EQ가 낮아지고 성격 또한 나빠질 수 있다. 또한 활성산소는 몸을 갉아먹기 때문에 노화가 촉진되고 기미나 주름이 쉽게 생겨 피부 미용의 적이 된다.

5. 위상(胃相), 장상(腸相)

"좋은 습관은 위와 장 표면을 예쁘게 만든다."

신야 히로미는 미국 알버트 아인슈타인 의과대학 외과교수로서, 약 35년 전 세계 최초로 대장내시경을 사용하여 개복(開腹)수술을 하지 않고 폴립을 절제하는데 성공한 일본 출생의 의사이다. 신야 교수는 "건강한 사람의 위와 장은 아름답고, 건강하지 않은 사람은 그렇지 않다"며 사람의 '인상(人相)'에 빗대어 '위상(胃相)', '장상(腸相)'이라 이름 붙였다.

위상·장상이 좋은 사람과 나쁜 사람의 식사와 생활습관에는 확연한 차이가 있으며, 한 마디로 말하면, '미러클 엔자임'을 소모하지 않는 생활을 하는 사람이 건강하게 오래 산다고 주장한다. 이러한 주장은 일생동안 만들 수 있는 엔자임의 총량은 정해져 있다는 하웰 박사의 가설과도 잘 부응하는 이론이다.

그러나 현대사회는 술이나 담배와 같은 기호 식품, 식품 첨가물, 농약, 약물이나 스트레스, 환경오염, 전자파 등 소중한 미러클 엔자임을 소비하는 요인으로 가득 차 있다.

6. 동·서양인(人) 장(腸)의 차이

"곡물, 야채에 적합하게 유전적으로 만들어진 동양인은 장이 길어, 육류 섭취시 서양인 보다 훨씬 취약하고, 이것이 대장암 증가 원인이 된다."

동양인의 대장의 길이는 1.5m 전후다. 서양인의 장이 1m 전후인 것과 비교하면 꽤 긴 편이다. 동양인은 천년 이상 농경생활을 유지하며 육류보다는 곡물이나 야채를 중심으로 식생활을 해왔기 때문이다.

그런데 제2차 세계대전 이후 동양인들은 고기나 유제품 등 '서구 스타일의 음식물'을 빈번히 먹게 되면서, 여러 가지 문제가 발생한다. 첫째, 육식중심의 식생활을 하게 되면서 변비가 많이 증가하였고, 둘째, 대장암 환자가 급증했다. 대장의 길이가 길기 때문에, 변이 모이게 되면서 음식물에 포함되어 있는 발암물질이나 부패한 영양소가 대장의 점막과 접촉하는 시간이 길어지고 있으며, 이것이 암을 일으키는 원인 중의 하나가 된다.

7. 대변의 모양과 냄새

"섬유질을 많이 섭취하면 '바나나변'을 보고,
동물성 음식 섭취가 많은 사람은 악취 큰 변을 본다."

이상적인 대변의 색깔은 황토색이나 짙은 갈색이며, 형태는 바나나와 같고, 약 70~80%의 수분을 함유한 변이다. 이 같은 '바나나변'의 재료가 되는 것은 섬유질이 많이 들어있는 채소나 해초류, 버섯류 등이다.

매일 아침 쾌변을 보는 사람은 변이 S 상 결장 부근에 정체하는 시간이 짧기 때문에 가스도 잘 차지 않는 반면, 변비인 사람은 자주 방귀를 뀌게 된다.

유해균의 먹이가 되는 고기나 지방 성분을 많이 섭취한 사람의 방귀는 냄새가 심하고, 유익균의 먹이가 되는 섬유질을 많이 섭취한 사람은 냄새가 거의 없다.

8. 어떤 동물의 고기를 먹어야 하나?

"체온이 높은 소, 돼지와 같은 동물 섭취 시,
사람 몸 속에서 굳어 혈액의 점성을 높인다."

신야 식사 건강법에서는 곡물과 채소 중심의 식사를 하고, 육류·생선·유제품·달걀 등의 동물성 식사는 되도록 전체의 15% 이하로 줄이도록 권장한다.

또한 동물성 식사에는 식이섬유가 함유되어 있지 않아 고기를 많이 먹으면, 대변의 양이 줄어 변비나 숙변의 원인이 되며, 장상(腸相)이 나빠진다.

소, 돼지, 새와 같이 사람보다 체온이 높은 동물(38.5~40°C)의 지방은 사람 몸속에 들어가면 굳어지고, 생선과 같이 체온이 낮은 동물의 지방은 혈액의 점성을 낮춰 나쁜 콜레스테롤 수치를 낮춘다.

9. 해독

"12시간 단식법 또는 독소 배출을 돕는 활동을 하여 체내의 독소를 배출하여야 건강을 유지할 수 있다."

1) 해독(Detoxification)이 필요한 사람

1. 감기에 쉽게 걸린다.
2. 꽃가루병, 비염 등 알레르기성 질환이 있다.
3. 피부가 가렵거나, 여드름이 난다.
4. 두통이 자주 일어난다.
5. 잠을 잘 못 이룬다.
6. 눈 밑에 dark circle이 있다.
7. 식후에 속이 더부룩하다.
8. 배에 자주 가스가 찬다.
9. 아침에 일어나면 혀 안쪽 깊은 곳에 백태가 낀다.
10. 설탕, 탄수화물이 들어간 음식이나 유제품에 집착이 강하다.
11. 다이어트와 운동을 해도 살이 빠지지 않는다.
12. 자동차에 주유할 때 속이 메스껍다거나, dry cleaning 한 옷 등의 냄새에 민감하다.

일상 생활에서 흡수된 독소가 몸에 축적된 사람은 위 항목의 증상이 많이 나타난다.

2) 독소의 원천

• '균체내 독소(endotoxin)'

정상적인 세포활동으로 배출되는 노폐물이다. 요산, 암모니아, 젖산, 호모시스테인(단백질 소화 과정에서 생기는 부산물)과 같은 것인데, 이런 독소들이 체내에 늘어나면 병이 생긴다. 예를 들어, 혈중 요산(尿酸) 농도가 증가하면 통풍에 걸린다.

• 피부로 침입하는 독소

화장품과 세안(洗顔) 제품이다. 음식과 마찬가지로 화장품도 결국은 피를 타고 온 몸을 돈다.

• 양약(洋藥)

약은 그 자체로 독성 화학 물질이다. 예를 들면, 심장 부정맥과 고혈압 약으로 쓰이는 베타차단제는 코엔자임 Q_{10}(심장기능과 정상 혈압 유지 기능)을 크게 감소시킨다. 콜레스테롤 저하제인 스타틴(statin)은 코엔자임 Q_{10}과 칼슘, 베타카로틴을 고갈시킨다.

- **중금속**

  고속도로 옆이나 공장 근처에서 발생하는 카드뮴, 수은, 비소, 크롬 등 중금속이 생활환경과 소비재에 들어가서 고농도로 오랜 시간 존재하면 우리 몸의 지방 조직에 축적될 수 있다. 이렇게 쌓인 중금속은 지방과 친화력이 있는데, 우리 뇌의 90%가 지방이기 때문에 뇌에 나쁜 영향을 주고, 뇌 기능을 중단시킬 수 있다.

- **수입 농산물, 가공식품**

  외국에서 수입한 식품은 긴 기간의 운송이 필요하므로 방부제 처리를 하고, 강과 바다에서 수확한 식품은 우리 식탁까지 오르는 과정에서 비료 및 농약, 살충제에 함유된 화학물질과 호르몬, 항생제에 노출될 수밖에 없다. 살충제를 뿌리고, 동물을 더 빨리 살찌우고 우유를 더 많이 얻어내기 위해 호르몬을 투여하며, 면역력이 약한 동물들이 병에 걸리는 것을 막기 위해 항생제를 쓴다.

  가공된 인스턴트 식품에는 프탈레이트(phthalate)라고 알려진 화학물질이 들어가 있다. 이것은 플라스틱을 부드럽게 하기 위해 사용하는 화학첨가제로서, 물병과 음료수병을 통해서 자주 접한다. 시간이 흐르면서, 몸에 프탈레이트가 많이 쌓이면, 호르몬 기능이 깨질지도 모른다.

제1장 소화기 건강

• 입을 유혹하는 나쁜 음식

독성이 있는 음식에 자꾸만 끌리는 것은 몸이 독성에 찌든 상태라는 것을 알려주는 전형적인 신호이다. 우리 몸에서 독소가 바로 처리되지 못하고 순환계에 계속 남아 있으면 금세 조직에 갇혀서 점액으로 뒤덮인다. 이것은 세포가 스스로를 방어하는 방법이다. 부황을 뜨면, 검은 피와 점액질이 나오고 시원해지는 것을 경험할 수 있는데, 이것도 독소이다.

3) 해독법

독소가 몸속에 쌓이면 면역 기능과 호르몬 기능이 저하되면서, 각종 생활습관병과 신경, 정신계통의 질환, 암 등을 유발하게 된다. 따라서 몸 속에 쌓인 독소를 제거하는 배출(해독)이 중요하다.

• 반단식(半斷食)

식사를 마치고 약 8시간이 흐른 후에 우리 몸은 해독 모드로 들어가는데, 중간에 식사나 간식을 하면, 소화에 동원되기 때문에 해독 작용이 이루어지지 않는다. 따라서 저녁 식사 후 12시간 동안은 물 이외에 아무것도 먹지 않음으로써 체내에서 저절로 해독작용이 일어나도록 하여야 한다. 일본에서는 이런 방식을 '반단식'이라 부르며 많은 사람들이 실행한다.

● **독소의 배출 돕기**

우리 몸의 대사과정에서 생긴 노폐물과 독소를 대소변이나 땀과 눈물, 기체 등으로 밀어내는데, 독소는 체온이 36.5도 이상이 될 때 배출되기 때문에 손발이 차갑고 몸이 냉한 사람은 독소가 제대로 배출되지 않는다. 숙변을 제거하고, 물을 많이 마셔서 소변이 원활하게 잘 배출되도록 한다. 복식 호흡 등 방법으로 숨을 깊이 들이 마시면 몸속의 독소를 효과적으로 배출시키고 유산소운동을 하여 땀을 흘려 몸속의 독소와 노폐물을 배출시킨다.

 "생활건강사용설명서" 류영창 지음, 해빛 간

제2장

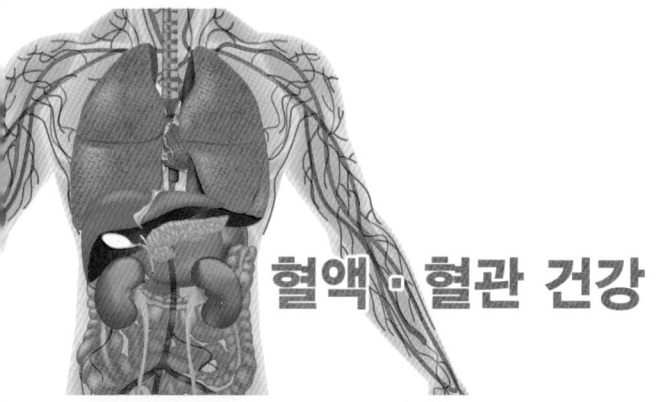

혈액·혈관 건강

암보다 무서운 혈관 질환.
당뇨, 흡연, 고혈압, 고지혈증이
최고의 위험인자다.

혈액·혈관 건강

암보다 무서운 혈관 질환.
당뇨, 흡연, 고혈압, 고지혈증이
최고의 위험인자다.

1. 암보다 무서운 혈관 질환

"좋지 못한 생활이 뇌졸중, 심장마비를 유발한다."

우리나라 뇌·혈관 질환 사망률은 10만 명 당 77명으로 다른 OECD 국가보다 2배나 높고, 하루 93명이 목숨을 잃고 있는 것으로 발표되었다. 심근경색이나 뇌경색, 뇌출혈은 간단히 말하면 혈관이 막히거나 터져 일어나는 혈관사고이며, 예고 없이 발생하고, '돌연사'로 이어질 수 있는 무서운 병이다.

과식이나 과음, 운동 부족 등 바람직하지 못한 생활이 이어지면 혈액과 직접적으로 닿는 '혈관내피'에 혈액 속 지방이나 유해 콜레스테롤이 들러붙고, 이를 청소하기 위하여 '대식세포(macrophage)'가 출동하여 지방과 유해 콜레스테롤을 먹어 치운다. 그런데 통통하게 살찐 대식(大食)세포가 그대로 혈관 내벽에 붙어 '플라크'라 불리는 흐물흐물한 혹을 형성한다. 그러다가 플라크가 벗겨지거나 찢어지면 그 부위를 복구하기 위해 다량의 혈소판이나 백혈구가 모여들어 핏덩어리를 만든다. 이것이 혈관을 막는 혈전(血栓)이다.

2. 위험 인자

"당뇨·흡연·고혈압·고지혈증이 최고의 위험인자"

혈관질환은 고혈압, 당뇨병, 지질이상(脂質異常)증, 흡연 중 하나라도 해당되는 사람에게 쉽게 일어난다. 이것을 다카자와 겐지는 '3배의 법칙'으로 설명한다. 즉, 고혈압 증상이 있는 사람은 없는 사람에 비해 위험성이 3배 높다. 여기에 당뇨병, 흡연, 고지혈증이 더해지면 3 × 3 × 3 × 3 으로 81배에 이른다.

3. 혈액·혈관 질환 영향요소

"혈액의 산성화, LDL에 의한 고지혈증, 스트레스, 담배의 영향이 크다."

혈액의 산성화

예로부터 동양의학에서 자주 거론되어 온 '어혈(瘀血)'

즉, 체내에 고인 맺힌 피를 제거하면 모든 병은 낫는다는 것이다. 이때의 어혈은 일종의 오염으로서, 정체와 산화증 때문에 생긴다. 혈액이 걸쭉해질 정도로 과잉 영양소가 많아지고 있다는 것은 고칼로리식, 즉 동물성단백질이나 지방을 많이 섭취했다는 증거이다. 이렇게 되면 그 분해과정에서 황산, 인산, 요산 등 유해한 산이 발생돼 혈액을 산성으로 기울게 한다. pH7.0 이하인 산성(酸性) 상태에서는 인체의 모든 기능이 저하된다.

또한 칼슘이 체내에 풍부하게 있을수록 혈액은 건강한 약알칼리성을 유지할 수 있다. 3대 영양소가 분해되어 에너지원을 만드는 과정에서 산소가 필요하므로, 보다 많은 산소를 받아들이고 보다 많은 탄산가스를 배출해야 혈액의 산성화 및 응집을 막을 수 있다. 좌선하면서 깊고 느긋한 호흡법으로 수행하는 승려들이 건강한 것과 같이 호흡은 중요하다.

고지혈증

동맥경화는 혈관 벽에 들러붙은 노폐물 덩어리가 파열되며 만들어진 혈전(血栓, 피떡)에 의해 혈관이 막히는 증세를 말하며, 뇌졸중, 급성 심근경색 등 생명을 위협하는 심각한 질환을 동반한다.

특히 이 같은 심혈관계 질환은 추운 날씨에 많이 발생한다. 날씨가 추워지는 겨울에는 몸이 움츠러들고 교감신경 기능이 항진되는데 이로 말미암아 말초동맥이 수축하고 혈관저항이 증가하며 혈압이 상승, 심장과 혈관에 부담도 커진다. 고지혈증은 치매도 유발한다. 최근 연구 결과에 따르면 치매의 약 50~60%가 혈관성 치매로 동맥경화가 주요인이다. 또한 동맥경화로 인해 성기로의 혈류가 원활하지 못하면 성기능 장애가 발생할 가능성이 크다.

고지혈증은 서구식 식습관과 과음, 흡연, 운동 부족 등이 원인인 경우가 대부분이나 일부 선천적, 유전적으로 지질대사에 이상이 생겨 발생하는 경우도 있다.

콜레스테롤

콜레스테롤은 동물의 체내에서만 만들어지는 일종의 지방으로 75% 이상이 간에서 합성된다. 코르티손, 테스토스테론, 에스트로겐과 같은 호르몬 합성의 전구물질로 활용된다. 또 세포막의 구성 성분이며 골 형성에 관여하는 비타민 D의 생성에도 필요하다. 따라서 우리 몸에는 반드시 콜레스테롤이 필요하다.

사실 문제는 몸에 나쁘다는 LDL(저밀도 지단백) 콜레스테롤의 수치가 높아지는 것이다. 지방인 콜레스테롤은 혈액 속을 이동하기 위해 단백질과 결합체를 이루어야 한다. 이때 지방에 비해 단백질의 함량이 많은 고밀도 지단백질과 결합하는 것을 HDL 콜레스테롤이라 한다. LDL은 혈액 순환 중에 콜레스테롤을 신체 각 부분에 배급하고, HDL은 그렇게 배분하고도 남아도는 콜레스테롤을 수거해와 담즙산 등으로 대사해 제거한다.

그러나 잘못된 식습관 등에 의해 LDL 콜레스테롤이 지나치게 많아지면 혈관에 지방이 넘쳐나고, 이를 '고지혈증'이라 부른다. LDL 콜레스테롤은 혈관 벽에서 쉽게 산화돼 혈전 등을 만들어내는 등 각종 부작용을 일으킨다.

스트레스

스트레스를 받을 때 분비되는 아드레날린은 혈중의 포도당, 콜레스테롤, 지방산을 증가시킬 뿐만 아니라 혈관 내벽에 혈소판을 점착시켜 동맥경화를 일으키기 쉽게 하거나 혈전 형성을 촉진한다.

담배

담배를 피우면 헤모글로빈이 산소를 운반할 수 없게 된다. 담배 연기 중의 일산화탄소는 헤모글로빈과 결합하는 힘이 산소의 250배이다. 그 때문에 산소는 헤모글로빈과 결합할 수 없게 되어 기능이 저하된다.

담배는 혈액을 오염시켜 간접적으로 온갖 질병의 원인이 되고 있다.

4. 매끈한 혈관 만드는 생활 요법

"유산소운동, 호흡. 종아리 주무르기 등
생활 속에서 실천할 수 있는 것 많다."

유산소 운동의 효과

가벼운 스트레칭이나 걷기와 같은 유산소운동은 지방을 분해하고 유익한 콜레스테롤(HDL)을 증가시키며 유해 콜레스테롤(LDL)을 줄이는 효과가 있다. 또한 혈액순환이 좋아지고 효소(브래디키닌)가 왕성히 분비되어 혈관

속에 있는 일산화질소(NO)의 기능을 활성화시킨다. 일산화질소는 혈관 중막으로 보내져서 중막에 있는 근육을 느슨하게 만들어 혈관을 넓히고, 혈관이 열리면 혈액 순환이 원활해져 혈압이 낮아지는 효과를 기대할 수 있다. 아울러 심호흡을 하면 '부교감신경'이 활발해지기 때문에 긴장이 느슨하게 풀려 혈관이 열리고 혈액순환이 좋아진다.

호흡의 효과

정신을 집중해 하단전(下丹田)에 힘을 넣거나 빼면서 호흡을 되풀이하면, 스트레스에 의해서 교감신경의 흥분이라는 상태로 치우친 자율신경의 밸런스가 차츰 바로 잡히게 된다. 밸런스가 바로 잡히면, 자율신경의 작용으로 몸도 편안히 안정된 상태가 되고, 혈액의 산성도도 내려가 마음도 스트레스를 모르는 안락한 상태가 된다.

종아리 단련의 효과

종아리 운동은 '제2의 심장'이라고 불리는 다리 정맥의 기능을 활성화시킨다. 다리 근육도 펌프 역할을 맡고 있다. 발에 있는 정맥의 곳곳에는 한자 여덟 팔(八)자와 같은 모양의 관이 달려있다. 그로 인해 발에서 심장이 있는 방향으로, 즉 중력을 거슬러 아래서 위로 올라간 혈액이 다시 역류하는 것을 막는다.

5. 식이요법

"각종 식물의 피토케미컬과 오메가-3 는
혈액·혈관 건강에 효과적."

흰색, 검은색, 파란색, 빨간색, 노란색 등 다채로운 색깔의 식품이 식탁에 오르도록 한다.

1) 오렌지색을 띠는 당근이나 단호박에는 혈관을 젊게 만드는 카로틴이 함유되어 있다. 색소 성분인 알파카로틴이나 베타카로틴은 체내에서 비타민 A로 변한다. 비타민 A는 혈관 벽을 건강하게 유지하는 작용을 하고 혈관이 단단해지는 것을 예방한다. 또한 유해 콜레스테롤의 산화를 막는 효과도 있다.
2) 초록색을 띠는 시금치나 브로콜리에는 유해 콜레스테롤의 산화를 막는 루틴 성분이 풍부하다.

3) 검은색을 띠는 미역이나 톳에는 동맥경화를 예방하는 푸코산틴(Fucoxanthin)이 함유되어 있고,
4) 빨간색을 띠는 토마토나 수박에는 리코펜(Lycopene)이 들어있어 혈관이 단단해지지 않도록 한다. 빨간 고추에 들어있는 캡사이신(capsaicin)은 혈전(血栓)이 만들어지는 것을 막고, 지방이 원활이 배출되도록 작용한다. 또한 새우, 게, 연어의 살에 들어있는 아스타크산틴(astaxanthin)은 유해 콜레스테롤의 산화를 막는 작용을 한다.
5) 파란색을 띠는 고등어, 정어리 등 등푸른 생선은 유익 지방산인 EPA와 DHA가 풍부하게 들어있다. EPA는 혈액을 굳게 만드는 혈소판이 모여들지 않도록 하고 혈액의 점도를 낮춰 깨끗한 상태를 유지시키고 혈전이 생기지 않도록 한다. DHA는 유해 콜레스테롤이나 중성 지방을 줄이는 작용을 한다.

제2장 혈액·혈관 건강

6. 피해야 할 식품

"육류, 밀가루 음식, 담배, 염분, 첨가물은 혈관의 적(敵)"

육류중심의 식생활을 하거나 밀가루나 튀김을 좋아하는 사람은 혈관 내에 플라크와 같은 쓰레기(?)가 쌓여 있을 가능성이 매우 높다. 담배를 많이 피우는 사람도 혈관이 단단해지고 약해져 있을 것이다.

염분 조정도 중요하며, 건강한 사람이 하루 섭취해야 할 염분량이 10g 미만이고, 고혈압 증상이 있는 사람은 6g 이하로 제한해야 한다. 그런데 식당의 음식이 가정에서 만든 음식보다 맛이 더 진하고 당연히 염분의 양도 많기 때문에(예시: 라면 6.0, 유부우동 5.4, 스테이크 정식 4.9g) 외식(外食)을 줄이는 것이 좋다.

염분이외에도 나트륨을 함유한 첨가물이 많은데, 감칠맛을 내는 고형(固形)이나 분말 조미료 안에는 L-글루타민산나트륨이 포함되기 때문에 다량 섭취하면 나트륨 과잉으로 혈압을 높일 수 있다. 또한 가공식품에는 보존료로서 안식향산나트륨을 사용하고, 발색제로 아초산나트륨과 같은 물질을 사용하므로 이것도 나트륨 섭취량을 늘리는 원인이 되므로 주의해야 한다.

심·혈관 질환 상식

■ 발기부전 : 심장병의 경고등(警告燈)

 발기부전은 50대 남성의 50%, 60대 남성의 60%가 가지고 있을 정도로 유병률이 높다. 그런데 몇 년 전부터 발기부전이 심·뇌혈관 질환의 선행 증상으로 올 수 있다는 학설이 대두됐다.
 심근 경색으로 입원한 환자, 뇌경색을 앓은 환자, 또는 협심증으로 관상동맥 우회수술을 받은 환자의 과반수가 발병 이전에 발기부전을 경험했다는 연구 결과가 나왔다. 발기부전이 처음 나타나고 평균 3년 후에 협심증이나 심근경색증이 온다는 연구보고도 뒤따랐다.

■ 혈전(血栓)과 아스피린

 아스피린은 110여 년 전에 개발되어 해열제로 사용되었으나 side effect 로서 혈소판 응집을 억제하는 성질이 있다는 것이 밝혀져 몇 년 전부터 뇌졸중 및 심근경색과 같은 심혈관계 질환 예방약으로 보편적으로 처방되고 있다.

그러나 아스피린은 부작용도 있는 바, 위 점막을 손상시킬 수 있으며 지혈 작용을 방해하므로 출산을 앞둔 여성, 혈우병 환자는 복용에 신중을 기해야 한다.

혈전에 대한 연구결과가 독일에서 발표되었는 바, 치주염 때문에 발생된 고름이 혈관 속으로 들어가 혈전이 되고, 그것이 치아에서 가까운 뇌혈관 쪽으로 이동하여 뇌졸중을 유발하는 것이 밝혀지고 의학계의 인정을 받았다. 치주염 예방을 위하여 양치질을 잘하는 것도 중요하며, 양치질한 후에 구강세정기와 같은 도구를 사용하여 이와 잇몸 사이에 박혀있는 음식물 찌꺼기를 제거하고, 양치질 후 죽염 도포(塗布)도 할 것을 권한다.

 "생활건강사용설명서" 류영창 지음, 해빛 간

제3장

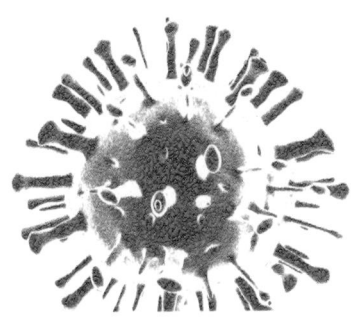

암치유

미국은 '암과의 전쟁'에서 실패했다.
1971년 닉슨 미국 대통령은 '암과의 전쟁'을 선포하고,
5년 내에 암을 퇴치하겠다며 250억 달러를 투입했지만,
이후 40년 동안 큰 효과가 없었다.

암치유

미국은 '암과의 전쟁'에서 실패했다.
1971년 닉슨 미국 대통령은 '암과의 전쟁'
을 선포하고, 5년 내에 암을 퇴치하겠다며
250억 달러를 투입했지만,
이후 40년 동안 큰 효과가 없었다.

1. 암과의 전쟁

"미국은 '암과의 전쟁'에서 실패했다."

1971년 닉슨 미국 대통령은 '암과의 전쟁'을 선포하고 5년 내에 암을 퇴치하겠다며 250억 달러를 투입했지만 이후 40년 동안 큰 효과가 없었다.

< 환자가 암과의 전쟁에서 패하는 7가지 원인 및 대책 >

	원인		대책
❶	자포자기와 절망감	➡	내가 주도권을 갖는다.
❷	무지(無知)	➡	치료법은 널려 있다. 좋은 방법을 총동원 하라.
❸	면역력 저하 (폐렴이나 패혈증)	➡	면역력 유지하면 암도 피해 간다.
❹	상실감	➡	일에 열정을 쏟아라. 하지만 스트레스 관리는 필수
❺	영양실조	➡	좋아하는 음식을 몸에 좋은 음식과 함께 먹어라.
❻	스트레스와 압박감	➡	상한 감정을 치유하라.
❼	무의미	➡	삶은 기적이다. 경외감을 가져라.

제3장 암치유

> **"착하고 순종적인 사람이 암에 잘 걸린다."**

　미국의 심신의학자인 프리드먼 박사 및 심리학자인 나이어 박사는 각각 성격 type을 제시했는 바,
　「A형 성격(감정 발산형)」은 급하고 화를 잘 내며 경쟁적이고, 적개심이 강하며, 심장병에 잘 걸리는 성격이고,
　「C형 성격(감정 억제형)」은 순종적이고 온화하며, 가슴에 맺힌 것을 풀지 못해 안팎으로 갈등이 심한 성격으로서 암에 잘 걸리는 경향이 있다.
　암환자는 대체로 착하고 온유하고 순종적이다. 내면에 맺힌 것, 즉 감정의 응어리를 풀지 못해 고통을 받는 사람들이다. 이들에겐 내면의 문제를 드러내는 것, 상한 감정과 숨겨진 분노를 치유하는 것이 필수적이다.

> **"암의 예방과 치유를 위해
> NK 세포를 강화시키는 좋은 습관을 가져야 한다."**

1) 버섯을 즐겨 먹는다.

　미국 터프츠대학 연구진은 흰 양송이 버섯의 항 바이

러스와 면역력 증강 효과를 입증했다. 버섯 속의 베타글루칸이 NK 세포의 증식을 돕는 물질인 사이토카인을 생성하기 때문에 버섯을 자주 섭취하는 것이 좋다.

2) 많이 웃는다.

비관적인 사람보다 낙관적인 사람에게서 NK 세포가 더 활발하다는 결과가 나왔다. 스트레스가 NK 세포의 활동력을 떨어뜨린다는 연구결과에서 보듯이 웃음으로 스트레스를 날리는 것이 좋다.

3) 명상을 한다.

스트레스는 NK 세포의 가장 큰 적이다. 조급함과 초조함으로 스트레스가 생기는 경우가 많으므로 명상을 통해 스트레스에서 벗어나자.

미국 마하리시대학 연구소에서 명상을 한 사람 202명을 18년 동안 추적 조사해 보았는데, 명상을 꾸준히 한 사람들은 하지 않은 사람에 비해서 건강하고 오래 살았으며, 특히 암으로 인한 사망률이 일반 사람에 비해 49%나 적었다.

4) 숙면을 취한다.

불규칙한 생활이 계속되면 NK 세포가 파괴된다. 밤은 회복의 시간으로 잠을 잘 자지 못하면 신체능력이 떨어져 면역력에 이상이 온다. 숙면은 양과 질이 모두 중요하고, 수면 호르몬이라 부르는 멜라토닌의 분비가 가장 많은 새벽 2시 이전에 잠자리에 드는 것이 좋다.

5) 숲을 가까이 한다.

일본의 니혼 의과대학의 조사 결과, 삼림욕을 시작한지 이틀 후 NK 세포가 8%까지 증가했다는 결과를 얻었다. 이는 피톤치드 등 숲에서 내보내는 물질이 인체에 긍정적인 영향을 미친 것으로 보고 있다.

6) '암을 이길 수 있다'는 자신감과 목적 의식

미국 암 회복재단의 그렉 앤더슨 씨는 본인이 폐암으로 한 달 밖에 살 수 없다는 진단을 받았으나, 암을 극복한 사람들과의 500여 차례의 면담 끝에 암을 극복한 사람에게는 '암이 곧 죽음이 아니다'라는 긍정적인 믿음이 있으며, 그들에게는 딸의 결혼식까지 꼭 살아 있어야 한다는 뚜렷한 목적의식이 있었다는 것을 알아냈다.

2. 식습관과 암의 관계

"식습관이 달라지면
발생하는 암의 형태도 변한다."

하와이로 이민 간 일본인들을 몇 대에 걸쳐 조사해 보니, 일본 본토의 일본인들이 잘 걸리던 위암 발생률은 많이 줄어들고 미국 현지 백인들이 잘 걸리는 대장암과 유방암의 발생률은 백인과 비슷한 수준으로 증가했다는 결과가 나왔다.

음식은 발암물질이 되어 암을 발생시키기도 하고 여러 단계에 걸쳐 암을 억제하고 치료하기도 한다. 예를 들면, 고지방식을 즐길 경우에는 체내에서 암세포의 성장을 차단하는 아디포넥틴의 분비가 줄어들어 암의 성장을 적절히 제어하지 못하는 등 악영향을 받는다. 반대로 과일과 채소에 들어있는 피토 케미컬은 암세포의 성장을 차단하는 단백질을 자극해 암세포를 스스로 죽게 만들고, 혈관 생성을 차단해 암세포가 자라는 것을 억제하는 동시에 다른 부위로의 전이도 막아 준다.

제3장 암치유

> **"암 치유 식품이 각종 작용을 하여 암세포의 생성·전이를 억제한다."**

● 현미

일본 하시모토 쓰요시 박사는 자신이 악성 임파선 종양과 신장암, 위암을 가진 암환자이면서 의사인데, 하루 세 끼 현미밥을 먹되, 오래 씹고 천천히 먹는 식습관을 들여 결국 암을 치유했다. 현미의 영양성분을 분석해보면 식이섬유를 비롯하여 각종 비타민과 미네랄이 풍부한데, 특히 항산화성분으로 잘 알려진 비타민 E도 백미보다 4배 이상(0.9/0.17~0.25㎎/100g) 많다. 또한 GABA도 많이(0~50/228㎎/100g) 들어있다. 이 중에서 백미의 2배에 달하는 식이섬유는 몸에서 소화 작용을 할 때 인체에 누적된 당이나 발암물질 등을 같이 체외로 가져간다.

● 콩

에스트로겐은 세포가 가진 특정 수용체와 결합해 세포의 핵으로 들어가 암이 자라도록 신호를 보낸다. 그런데 콩에 들어있는 에스트로겐과 비슷한 물질인 이소플라본

이 세포의 수용체와 먼저 결합하게 되면, 체내의 에스트로겐은 결합할 수용체를 잃게 되고, 결국 암의 발생이나 성장이 억제되는 것이다.

● **피토 케미컬**

암은 발암물질이나 활성산소에 의해 세포 속 DNA가 손상을 입으면서 발생하는데, 피토 케미컬은 이 돌연변이 세포에서 시작된 악성 종양에 달라붙어 암세포의 성장을 차단하고 암세포가 스스로 죽게 만든다. 뿐만 아니라 다른 부위로의 침범을 막아줌으로써 전이의 위험성도 낮춰진다. 이런 효능 때문에 피토 케미컬이 함유된 다섯 가지 색의 채소와 과일을 골고루 섭취한다면, 암의 재발을 예방함은 물론이고 암의 치료에도 효과를 기대할 수 있다.

● **토마토**

토마토의 리코펜 함유량을 1로 볼 때 가열한 토마토는 2배, 가열하고 올리브 기름을 첨가한 토마토는 무려 4배나 리코펜 함유량이 높았다. 리코펜은 기름에 녹는 성분을 갖고 있기 때문에 올리브기름을 첨가했을 때 쉽게 녹아 나왔기 때문이다.

제3장 암치유

• 마늘

일반적으로 마늘에 열을 가하면 몸에 좋은 효과가 떨어진다. 우리가 마늘을 씹으면 껍질 밑의 알리나제 효소는 알리인과 결합해 피토 케미컬인 알리신을 만든다. 그런데 알리나제 효소는 열에 약해 가열하면 쉽게 파괴된다. 이런 이유로 생마늘이 가지고 있는 강한 매운맛과 자극성이 없어 먹기에 수월한 마늘장아찌가 좋다.

• 사과

사과 속에 케르세틴과 캠퍼롤 같은 강력한 항암성분이 풍부해 암을 억제하고 예방하는 능력이 뛰어나다는 것을 밝혀냈다.

• 감귤

유난히 제주도 지역의 암발생률이 낮은 이유를 감귤 속의 노란색을 내는 피토케미컬 성분인 베타클립토키산틴에서 찾았다.

• 포도

 쥐의 난소에 생긴 암 종양에 레스베라트롤을 투여했을 때 종양이 작아진 것을 확인할 수 있었고, 대장암 역시 마찬가지였다. 포도를 먹을 때는 포도 알맹이 뿐만 아니라 껍질과 씨까지 함께 먹는 것이 좋다.

• 녹차

 녹차 추출물을 투여하지 않은 쥐들은 암세포 증식을 나타내는 단백질의 수치가 높은 반면, 투여한 쥐들은 암세포 증식을 보여주는 단백질의 수치가 낮았다.

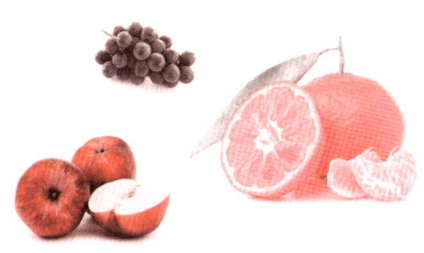

3. 암 재발 방지법

"기존 3대 치료법보다 자체 면역력을 높이는 것이 재발 방지에 유용"

현대의학의 발달로 암 치유율은 높아졌으나, 암 발생률과 사망률은 계속 높아지고 있으며, 암의 전이(轉移)와 재발(再發)은 계속 나타나는 이유가 무엇일까?

황성주 박사의 설명이 설득력이 있다. "암 나무의 뿌리가 지상으로 올라오지 못하도록 하는 역할은 면역층이 맡고 있는데, 암이 생겼다는 것은 이미 면역층에 구멍이 뚫렸다는 것이고, 이 면역층을 복구해야 암 재발을 막을 수 있다. 하지만 현대 의학의 기존 치료방법들은 오히려 면역층을 파괴하고 심지어는 초토화(焦土化)시킨다."

암 수술 후 담당 의사가 "재발을 막기 위해 항암화학치료를 해 보자"는 권유를 받고, 충실히 따르다가 암이 뼈에 전이되는 현상은 비일비재한 현상이다.

따라서 암 투병시 의사의 역할은 환자를 돕는(care) 것이지 치유하는(cure) 것이 아니며, 암의 재발을 막고 암을 이기는 것은 바로 '자신'이라는 사실을 명심해야 한다.

대통령 주치의로 활동하였고 서울대병원 부원장을 역임한 고창순 박사는 세 번이나 암에 걸렸으나, 항암제를 한 번도 안 쓰고 식이요법과 운동만으로 말기암이 완치되었던 사례를 교훈 삼아 다음과 같은 실천을 해 보자.

1) 치유 환경으로 바꿔라.

살아온 환경 속에 암을 유발한 시스템이 있었기 때문에 암을 유발하지 않는 환경 속으로 들어가는 것이 무척 중요하다. 생활환경, 자연환경, 가정환경을 암 치유를 돕는 환경으로 바꾸어야 한다.

[생활환경] 하와이로 건너간 일본인 이민자들이 현지인과 암 발생 유형이 유사해 지는 현상에서 알 수 있듯이 식생활을 대폭 개선하여야 한다. 철저히 채식을 실천하고, 깨끗한 재료를 꼼꼼하게 골라내고, 재료 속에 살아있는 영양소를 그대로 섭취할 수 있도록 조리하고, 화학 조미료를 쓰지 않고 천연 조미료로 자연식의 맛을 내서 소박하고 담백하게 요리한 음식을 섭취하며, 피토 케미컬 섭취 등 암을 퇴치할 식사 환경을 만든다. 또한 생활 속

제3장 암치유

스트레스 관리를 잘해야 한다.

[**자연 환경**] 호주 시드니 근교 세계적으로 유명한 블루마운틴 산에서 산장을 운영하는 한국인 주인은 위암 선고를 받고, 모든 것을 내려놓고 블루마운틴에 와서 지내는 동안 완치되어, 산장을 운영하고 있다. 유카리투스 나무로 채워져 있는 산인데, 이 나무는 보통 나무에 비해 산소를 3배 이상 배출한다. 암은 혐기(嫌氣)성이라 산소를 싫어하므로 산소가 많은 곳에서는 암이 자라지 않는다. 자연에 순응하는 삶을 사는 사람은 암에 잘 걸리지 않고 암이 재발하지 않는다.

[**지지(支持) 환경**] 암환자에게 마음을 터놓고 대화할 수 있는 분위기를 만들어 주고 맨토링은 물론 대인관계를 적극적으로 유지하도록 하는 환경이 필수다.

[**음악 및 자연음**] 음악은 두뇌를 자극하여 기쁨의 호르몬인 엔도르핀을 샘물처럼 솟아나게 한다. 또한 두뇌를 포함한 온몸을 활성화시키고 좋은 음악은 환경을 바꾸어 놓는 것과 같은 효과가 있기 때문에 병실에서의 좋은 음

악은 면역 리듬 회복에 도움이 된다.

작은 새의 지저귐, 시냇물 흐르는 소리, 바람 소리 등 자연의 소리를 듣는 것도 마음을 쾌적하게 하고 정신을 맑게 한다.

2) 암의 보급선을 차단하라.

전체 암환자의 10~20% 정도는 부모에게 물려받은 암 유전자의 영향을 받는다. 유전적 요인이 환경적 요인과 결합하면 암이 발생한다. 암을 재발시키는 1차 요인으로는 과도한 동물성 지방과 단백질, 과식, 절인 음식, 염장생선 등 잘못된 식생활, 식품첨가물, 인스턴트 식품, 카페인, 알코올, 흡연, 호르몬제제 복용 등 잘못된 기호(嗜好)생활, 바이러스 감염 등 여러 가지 생물화학적인 요인, 환경오염, 과도한 자외선, 방사선 등이 있다.

[**흡연과 음주**] 흡연은 니코틴을 포함하여 69종의 발암물질과 4,000종 이상의 화학물질이 포함되어 있어 암을 발생시킬 가능성이 30%에 이르는 주요 요인이다. 폐암, 구강암, 후두암, 식도암, 방광암, 췌장암 등이 직접적 연관이 있다. 알코올이 체내에서 분해되는 과정에서 생성되

는 아세트 알데히드는 강한 세포 독성 물질이다. 미국 암협회에 따르면 구강암 환자의 경우 비음주자에 비해 음주자가 6배 정도 많은 것으로 보고되고 있다.

[**식습관**] "암 가운데 1/3 이상이 식습관과 관계가 있으며, 일례로 대장암은 건강한 life style의 일환으로 올바른 음식을 선택하면 70%까지 예방할 수 있다"는 하버드대 월렛 교수의 말을 새겨야 한다. 식생활과 직접 관련이 있는 암은 대장암(연관성 : 90%), 전립선암(75%), 유방암(50%) 등이 있다. 또한 비만인 사람은 정상 체중인 사람에 비해 대장암(1.9배), 간암(1.6배), 담도암(2.2배), 전립선암(1.9배), 갑상선암(2.2배) 더 높게 나타난다.

[**스트레스**] 정신적인 스트레스를 받으면 에피네프린이나 코르티솔과 같은 스트레스 호르몬이 분비된다. 스트레스에 의한 면역력 저하는 림프종, 유방암, 자궁내막암과 같은 암 발생 위험도를 높인다.

스트레스를 안 받는 생활을 할 수는 없기 때문에 감정을 발산하는 기술이 필요하다. 운동이나 등산, 취미활동으로 발산시키거나 단전 호흡, 명상 등을 통해서 마음을 다스리는 방법 등 자신에 적합한 방법을 찾아 실천하는 것이 중요하다.

3) 신체를 활성화하라.

걷기와 사이클, 가벼운 체조, 가벼운 헬스, 등산, 수영, 골프, 볼링 등 자신의 체력에 맞는 운동이면 좋다.

운동의 강점은 신체의 정상화 작용이다. 심폐 기능을 강화시키는 것은 물론이고, 콜레스테롤, 혈압, 혈당을 정상화하고 엔도르핀 생산을 증대시키며 뼈를 튼튼하게 한다. 스트레스 해소에도 탁월한 효과가 있다.

[대체요법] TV나 인터넷에 빠져 부동(不動)자세를 오래 유지하는 것이 암환자에게는 금물이다. 독일에서는 스포츠 마사지가 의료보험 혜택을 받을 수 있기 때문에 많은 환자들이 마사지를 즐긴다.

[온냉(溫冷)교대법] 니시 요법으로 유명(말기 암환자의 5년 생존율 80%)한 일본의 와타나베 박사의 병원에는 병실마다 냉·온탕 욕조가 있어 모든 환자에게 온냉 교대법을 시킨다. 20~23도 냉탕에 1분, 40~43도 온탕에 1분,

이렇게 열 번 반복하면, 모세혈관의 팽창과 수축이 극대화되면서 온몸에 산소가 공급되는 원리이다. 체력이 떨어지고 상황이 어려우면 사우나나 반신욕만 해도 좋다.

[걷기] 미국 예일대 어윈 박사가 900여명 추적 조사한 결과, 유방암 진단을 받고 2년이 지난 현재 매주 2~3시간 이상 빠른 걸음으로 걷기 운동을 한 여성은 전혀 운동을 하지 않은 여성에 비해 사망률이 평균 67% 낮았다.

4) 플러스 요인을 강화시켜라.
- 상황을 순순히 받아들이고 새로운 꿈을 꿔라.
- 확고한 목적의식을 가져라.
- 좋은 사람을 만나라.
- 여행을 통해 경이로움을 경험하라.
- 부부의 행복, 창조적으로 누려라.
- 독서를 통해 지적 자극을 유지하라.
- 사랑의 봉사는 만병통치약
- 애견 등 신체적 접촉을 강화하라.

갑상선암에 관련한 의사들의 양심선언으로부터 얻은 교훈

1986년에 인구 10만 명 당 2.4명 정도이던 갑상선암 발병률이 2011년에 81명으로 30배 정도 늘었다. 세계 평균의 10배가 넘는다. 대부분의 환자들은 아무 증상도 없는데 의사 권유로 검진했다가 갑상선암 판정을 받은 경우이다. 세계에서 유독 한국만 갑상선암 환자가 비정상적으로 급증하고 있다. 전문가들은 의학적으론 도저히 설명되지 않는 현상이라고 말한다.

이는 2000년대 이후 대형병원들이 고가의 초음파 진단기를 경쟁적으로 도입한 상황과 무관치 않다. 투자비를 회수하려 갑상선 초음파 검사가 빈번하게 이루어지다보니 갑상선암 발병률이 급증한 것이다. 2000년 이후 국내 갑상선암 연평균 증가율은 무려 23.7%, 전체 암 평균 증가율(3.6%)의 7배나 된다.

이런 기형적인 상황을 보다 못해 암 전문의들이 "득(得)보다 해(害)가 많은 갑상선암 검진을 중단하라"며 국민건강보험공단에서 기자회견을 가졌다. 국민 건강을 걱

정하는 용감한 의사 분들께 박수를 보내면서 우리 의료계의 중요한 한 단면을 보는 것 같아 유사한 양심선언을 기대해 본다. 이런 사항은 곤도 마코토 씨(일본의 암 전문 의사)의 주장과도 일맥상통하는 내용이다. 양심 선언한 의사들의 주장을 정리해 보자.

1. 갑상선암은 진행이 늦은 "착한" 암 이다.

조기 진단으로 발견해 수술하는 것이 좋지 않고 후유증을 양산(量産)해 환자의 삶의 질을 해친다. 우리나라 갑상선암 환자 10명 중 9명은 수술을 받고 있다. 일단 수술하면 평생 갑상선 기능 저하증을 안고 살아야 한다. 갑상선을 제거하면 신진대사와 체온조절을 담당하는 기관이 사라져 적절한 호르몬 분비를 위해 매일 호르몬제를 먹어야 한다. 한 동안 힘든 운동을 피해야 하는 등 생활에 제약도 많다. 한국보건의료연구원에 따르면 수술 환자 중 7.3%는 부갑상선 기능 저하증이나 성대 마비 같은 후유증에 시달린다. 호르몬제 부작용을 일으키는 경우도 6%나 됐다.

2. 갑상선암 사망률이 낮아지지 않고 있다.

 조기 진단하고 수술률이 증가했음에도 불구하고, 갑상선암 사망률은 인구 10만명당 0.5~0.7명으로 일정한 수준을 유지하고 있다. 미국 예방서비스위원회(USPSTF) 는 이미 1996년 갑상선암에 대해 조기진단 권고 'D' 등급 판정을 내렸다. 굳이 발견할 필요가 없는 암이란 뜻이다. 국내 국가암정보센터도 '증상이 없는 갑상선암'의 검진 (촉진, 초음파)은 권장하지 않고 있다. 하지만 주요 대형 병원은 대부분 갑상선암 초음파 검진을 시행한다. 일종의 '불안 마케팅'인 셈이다.

"암 환자 및 보호자의 현명한 판단이 필요"

 2014년 3월 3일자 조선일보 및 한겨레신문에 큰 광고가 실렸다. "암 환우협회", "암 환우 보호자회" 및 "백혈병 어린이 보호자회" 공동 명의의 「말기 암 환자에 대한 치료의 실상을 공개한다」는 제하의 광고였으며, 말기 암 환자에 대한 효과 없는 치료결과 검증을 시작해야 한다는 내용이었다. 광고의 속성상 내용을 100% 믿을 수는 없지만, 얼마나 답답했으면 거액의 광고비를 들여서 호소를 할까 생각하며 일본의 암전문의 곤도 마코토 씨가 발간한 책 「암 전문의사의 고백」 내용이 떠오른다.

상기 암 환우 협회 등이 주장하는 내용은 제1절 제2장 제4호에 기술되어 있는 곤도 마코토 의사의 주장과 많은 부분 일치하여 설득력을 갖는다.

마코토 씨 주장

- **의사가 원하는 방향으로 치료방법을 끌고 간다.**

 "시한부 3개월"이라고 말하여 환자를 절망에 빠뜨린 후 "수술과 항암제로 치료하면 2년은 살 수 있습니다"라는 말로 희망을 주면서 권유한다.

- **의사들이 항암제가 '효과가 있다'는 말은 잘못된 점이 있다.**
  - 단순히 '암 덩어리가 일시적으로 작아졌다'는 의미에 지나지 않으며, 대부분 되살아나서 다시 커진다.
  - 항암제로 고칠 수 있는 성인 암은 급성백혈병, 악성 림프종, 고환암, 자궁 융모암 등 4가지로 전체의 약

10%에 불과하다.
- 그 외 90%를 차지하는 위암, 폐암, 유방암 등 '고형암'에 대해서는 항암제가 수명 연장에 도움이 된다는 것을 증명하는 임상자료가 없다. 고통스러운 부작용만 있을 뿐이다.

● **미국에서는 잘 사용치 않는 항암제가 일본에서 만연하는 이유**
- 일본에서는 미국보다 적용기준이 느슨하며, 치료 가이드라인이 제약회사로부터 거액의 기부금을 받는 학회에서 만들어졌으며, 가이드 라인에 따라 치료하지 않으면 의료분쟁이 발생했을 때 불이익을 당하기 때문에 맹목적으로 가이드 라인을 따른다.
- 항암제는 값이 매우 비싸기 때문에 많이 사용할수록 병원의 수입은 늘고, 제약회사도 돈을 번다.

● **암에 걸렸을 때 운명을 좌우하는 것은 치료법의 선택이다.**
- 전적으로 의사에게 맡기면 의사가 전문으로 하는 방법에만 치중하며, '할 것이면 철저하게 모두 해 봅시다'라며 치료를 밀어붙여서 환자의 부담만 커지게 된다.

- 부작용이나 후유증이 없는 치료법은 없기 때문에 치료의 단점에 대해서도 잘 생각하여 판단하자.
- 치료 전후의 일상생활의 질(質)을 고려하자. 즉, 수술로 위(胃)나 식도 등의 장기를 적출했다면 대부분 수술 전보다 고통스럽고, 평생 불편함이 따라 다니므로 대부분의 적출 수술은 치료로서 부적합하다. 또한 부작용이 심한 항암제 치료도 평생 계속해야 하기 때문에 좋은 방법이 아니다.
- 고형 암은 전이가 있어도 고통 등의 증상이 없으면 치료하지 않고 경과를 지켜 보는 것이 확실하게 수명을 연장할 수 있는 방법이다.

참고할 책 **"암 재발은 없다."** 황 성주 저, 청림출판 간
"시한부 3개월은 거짓말이다." 곤도 마코토 저, 영림카디널 간

제4장

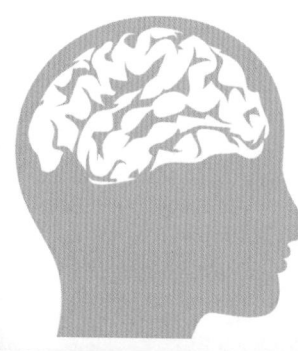

뇌(腦) 건강

인생의 질(質)을 좌우하는 것이 뇌 건강이다.
뇌를 충분히 활성화하기 위해서는
뇌에 좋은 음식을 섭취하고, 뇌에 나쁜 음식을
멀리하여야 한다.

뇌(腦) 건강

인생의 질(質)을 좌우하는 것이
뇌 건강이다.
뇌를 충분히 활성화하기 위해서는
뇌에 좋은 음식을 섭취하고,
뇌에 나쁜 음식을 멀리하여야 한다.

1. 인생의 질(質)을 좌우하는 뇌 건강

"우리 몸은 내가 먹은 음식으로 만들어진다."

우리의 뇌와 몸은 우리가 매일 먹는 것이 형태를 바꾼 결과라고 할 수 있다. 자동차가 연료를 엔진에서 연소시켜 주행하듯이, 뇌는 음식물에서 얻은 에너지를 소비해서 활동한다. 뇌 속에는 약 1,000억 개나 되는 신경세포가 밀집해 있고, 이들은 서로 연결되어 네트워크를 이루고 있는데, 이 신경 네트워크 사이의 의사소통을 담당하는 것이 신경전달물질이다.

뇌를 충분히 활성화하기 위해서는 뇌에 좋은 음식을 섭취하고, 한편으로는 뇌에 나쁜 음식을 멀리하여야 한다.

2. 뇌에 중요한 6가지 영양소

"뇌에는 포도당, 아미노산, 인지질, 비타민, 미네랄 등이 필수적으로 필요하다."

뇌는 에너지 소비량이 많은 장기다. 뇌는 무게가 체중의 2%에 불과하지만, 전체 에너지의 20%를 소비한다. 이 에너지의 원료는 우리가 먹는 것, 그중에서도 당류에서 얻은 포도당이 연소해 발생하는 ATP이다. 즉, 포도당은 뇌의 연료인 셈이다.

신경전달물질은 뇌 속의 신경 네트워크를 분주히 이동하는데, 어떤 신경전달물질이 어느 정도 흐르는지에 따라 마음 상태가 달라진다. 이 신경전달물질을 만드는 원료가 아미노산이며, 단백질이 분해되어 만들어 진다.

예를 들면,
- 트립토판 → 세로토닌 → 멜라토닌
- 페닐알라닌 → 티로신 → 도파민 → 노르아드레날린 → 아드레날린
- 메티오닌 → 시스틴 → 타우린 → 가바

등의 신경전달물질이 만들어진다.

네트워크를 이루고 있는 신경세포도 단백질이 주성분이다. 신경세포는 막으로 감싸여 있는데, 이 막을 만드는 것이 '필수지방산'과 '인지질'이다. 신경세포에서 신경세포로 정보가 전해지는 것은 케이블처럼 길게 뻗어 있는 신경세포의 축색돌기를 통해 정보가 전기신호의 형태로 전달된다.

이와 같은 영양소에 더하여, 아미노산을 신경전달물질로 전환시키고, 포도당을 ATP로 만드는데 결정적인 역할을 하는 효소가 제대로 작동할 수 있도록 하기 위해서는 '지능 영양소'라고 불리는 비타민과 미네랄이 필요하다.

3. 비행(非行) 학생과 음식의 관계

"학교 폭력도 음식과 밀접한 관계가 있다."

오늘날 사회 전반에서 볼 수 있는 태만(怠慢) 현상이나 청소년 범죄 등이 크게 증가한 이유는 식생활, 특히 정

제4장 뇌(腦) 건강

제된 백설탕의 과다 섭취의 원인이 크다. 즉, "백설탕과다 섭취 → 인슐린 과잉 분비 → 저혈당 → 뇌에 미치는 영향 → 정신생활의 변화"로 이어지는 문제를 간과해서는 안 된다.

일본은 1980년대부터 학교폭력과 식생활과의 관련에 대한 연구를 해왔다.

이이노 세쓰오 씨는 1982년에 「교내 폭력, 가정폭력은 음식으로 고칠 수 있다」는 책을 썼는데 이이노 씨가 주장하는 건뇌식(健腦食)의 5가지 포인트는 다음과 같다.

● **이이노 씨가 주장하는 건뇌식(健腦食)의 5가지 포인트**

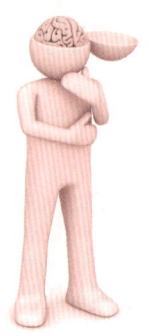

1) 백설탕을 섭취하지 않는다.
2) 지방(불포화지방산)을 대량으로 섭취한다.
3) 칼슘을 대량으로 섭취한다.
4) 비타민 C를 대량으로 섭취한다.
5) 자연식에 들어있는 글루타민산을 대량으로 섭취한다.

4. 뇌에 나쁜 요소

"스트레스, 백설탕 섭취로 인한 미량 영양소 소비, 트랜스 지방산, 담배 등이 뇌건강 위해요인이다."

스트레스

흡연이나 꽃가루로 우리 몸이 스트레스를 받으면 평소보다 많은 비타민C가 소비된다. 스트레스에 대처하기 위해 우리 뇌나 몸이 노르아드레날린, 코르티솔, 세로토닌 등의 신경전달물질이나 호르몬을 대량으로 만들어내기 때문이다. 그러면 이러한 물질의 원료인 트립토판이나 티로신 같은 아미노산이 소비되고, 아미노산이 대사할 때 비타민C, 나이아신, 엽산, 비타민 B_6, 마그네슘, 아연, 철의 손실이 발생된다. 즉, 스트레스가 많을수록 영양소는 더 많이 소모된다.

백설탕

미국 M.I.T 공대의 알렉스 샤우스 교수는 아이들을 백설탕 소비량별로 다섯 그룹으로 나누어 지능지수를 비교한 결과, 백설탕 소비량이 가장 많은 그룹은 소비량이 가장 적은 그룹보다 지능지수가 25포인트나 낮았다.

영국의 데이비드 벤튼 교수는 혈당치가 급격하게 떨어지면 주의가 산만해지거나 기억력이 떨어지고 공격적인 행동을 할 수 있다고 말한다. 또한 백설탕은 우리 몸의 비타민과 미네랄을 소모하므로 뇌에 나쁘다.

트랜스 지방산

인위적으로 만들어 낸 '비정상적인 지방산'이다. 이것이 함유된 식품에는 튀김, 마가린, 마요네즈, 케이크, 크래커, 감자칩, 샐러드드레싱, 치킨 너겟, 슈크림 등과 패스트 푸드점에서 판매하는 음식에 많이 들어 있다.

트랜스 지방산이 뇌에 치명적인 이유는 섭취한 트랜스 지방산은 뇌로 운반될 뿐만 아니라 DHA 바로 옆으로 끼어들어가 뇌의 사고 과정을 혼란시키기 때문이다. 게다가 트랜스 지방산은 효소의 작용도 방해하므로, 필수 지방산인 감마리놀렌산, DHA, 프로스타글란딘처럼 뇌에 반드시 필요한 물질이 생성되는 데도 지장을 받는다.

이러한 해악 때문에 미국 정부는 2006년부터, 한국 정부는 2007년부터 트랜스지방 함량 표시를 의무화하고 있다.

흡연

담배를 피우면 머리가 개운해져서 막혔던 생각이 떠오른다고 말하는 사람도 있다. 그러나 이 효과는 일시적인 것으로, 장기적으로는 뇌에 나쁜 영향을 미쳐 두뇌 활동을 저하시킨다.

일본 아이치현에 있는 국립장수의료센터에서 40~79세의 아이치현 주민 1,824명을 대상으로 조사한 결과, 현재 담배를 피우고 있는 사람의 경우는 102.5, 예전부터 담배를 피우지 않은 사람은 106.8로 나타나서 지능지수가 5포인트 가량 차이가 났다.

담배 한 개비를 피우면 3,000개 이상의 화학물질과 대량의 활성산소가 발생한다. 따라서 담배 피우고 몇 초 뒤에는 활성산소가 뇌에 침입해 신경세포의 막을 형성하는 DHA가 조금씩 산화된다. DHA가 산화되면 신경세포의 막은 낡은 고무줄과 같이 유연성이 떨어져 신경전달물질을 원활하게 주고받을 수 없게 된다. 미국, 영국에서는 알츠하이머병이 흡연자와 튀긴 음식을 자주 먹는 사람에게 나타난다는 연구결과도 있다.

5. 알츠하이머병과 치매

"고혈당, 음주, 흡연이 알츠하이머의 영향 인자이다."

미국 알츠하이머병 협회에 따르면 미국 내 알츠하이머병 환자 수는 1975년 50만 명에서 2007년 510만 명으로 폭발적으로 늘어났으며, 2050년에는 1,100만~1,600만 명이 될 것이라고 발표했다. 이 병은 약 40개의 아미노산으로 이루어진 베타아밀로이드라는 소형 단백질이 뇌 속에 축적되면서 일어나는 것으로 추측된다. 위험인자가 있어 특정한 사람에게 빠르게 나타난다.

위험인자 1 - 에너지 과잉 섭취

미국 솔크 생물학연구소의 데이비드 슈베르트 박사팀의 연구 결과, 당뇨병에 걸린 어린 쥐의 뇌를 해부했더니, 혈관이 고혈당 때문에 손상을 입은 데다 농도는 낮지만 베타아밀로이드가 축적되어 있었다. 또한 규슈 대학교 연구결과에 따르면, 당뇨병과 당뇨병 예비군은 그렇지 않은 사람에 비해 알츠하이머병이 일어날 위험이 4.6배나 높았다. 즉, 에너지 과잉섭취(과식)로 인한 비만 때문에 인슐린이 제 기능을 하지 못하는 당뇨병이 발병하고, 이것이 알츠하이머병으로 이어지는 경우가 많다.

위험인자 2 - 과도한 음주와 흡연

미국 마운트시나이 병원의 란잔 두아라 박사가 알츠하이머병이 의심되거나 초기 단계라고 진단받은 60세 이상 938명을 조사·분석한 결과, 음주, 흡연자에게 알츠하이머병이 빨리 발생한다는 것을 밝혀냈다. "1) 술을 많이 마시는 사람은 그렇지 않은 사람에 비해 4.8년, 2) 담배를 많이 피우는 사람은 2.3년, 3) 술도 많이 마시고 담배도 많이 피우는 사람은 6~7년 빨리 발병한다"고 발표했다.

예방법

1주일에 한 번이라도 생선을 먹는 사람은 전혀 먹지 않는 사람보다 알츠하이머병에 걸릴 위험이 절반이나 낮다고 한다. 그 중에서도 DHA를 많이 함유하고 있는 고등어, 정어리, 꽁치, 청어 같은 등 푸른 생선이 효과가 좋다. DHA는 뇌 속에 가장 많이 존재하는 필수지방산으로 부족해지면 기억력이 떨어진다고 알려져 있다.

그 외 예방에 도움이 되는 몇 가지 방법을 소개한다.

1) 운동으로 뇌에 근육을 만들자

운동하면 뇌로 가는 혈류량이 증가하고, 뇌세포와 영양이 충분히 공급된다. 또한 뇌세포를 보호하며, 신경세포를 원활히 연결함으로써 뇌 기능을 개선시킨다. 삼성서울병원 나덕렬 교수는 "운동을 하면 운동중추뿐 아니라 기억센터와 전두엽이 좋아진다. 매일 3㎞ 이상 걷는 사람은 치매 걸릴 위험이 70% 낮아진다는 연구 결과가 있다"고 한다.

2) 끊임없이 뇌를 자극하자

신문이나 잡지, 책을 읽으면 인지장애 발생률이 20% 정도 낮아진다. 뇌는 사용할수록 좋아지고, 사용하지 않으면 나빠진다. 뇌는 늘 새로운 자극을 원한다. 단순 암기보다는 사고가 필요한 수학이나 철학을 공부하든지, 전공이나 직업과 상관없는 공부를 하자. 이과 계통 사람은 인문학을 공부하는 등의 시도가 필요하다.

퍼즐 맞추기처럼 머리를 쓰는 오락이나 게임 활동은 뇌의 인지기능을 유지하는데 도움을 준다. 끝말 잇기, 숫자 짝 넣기, 꽃이름 외우기 등 다양한 과제를 통해 뇌의 각 영역을 골고루 자극한다.

 TV시청과 같은 수동적인 두뇌 활동은 인지장애를 10% 정도 높이지만, 생각하며 듣게 되는 라디오는 인지기능의 저하를 막아준다. 노년에 혼자지내는 것보다 친구를 사귀면 인지기능 저하 가능성이 30% 정도 낮아진다. 영화나 연극, 전시회 관람 등의 여가 활동과 정원일, 뜨개질, 요리 등의 활동은 치매 확률을 40% 이상 떨어뜨린다는 연구결과도 있다.

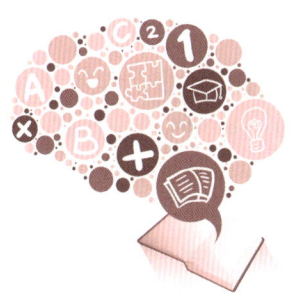

6. 뇌에 좋은 영양 물질

"slow release 당류, 오메가-3 지방산, 인지질을 뇌는 필요로 한다."

1) 당류(탄수화물)

다른 영양소와 달리 연소된 후 유해물질이 남지 않기 때문에 최고의 원료는 당류(糖類,탄수화물)이다. 당류 중에서도 가장 좋은 것은 뇌의 연료인 포도당을 혈액 속에 천천히 방출하는 '슬로 릴리스(slow release)' 당류다. 대표적인 슬로 릴리스 당류에는 채소, 두부, 통밀, 해조류, 어패류, 현미 등이 있다.

이러한 식품은 주성분이 거의 정제되지 않은 녹말이므로, 효소에 의해 포도당이 천천히 혈액 속에 방출된다. 과일 속에 들어 있는 과당도 백설탕이나 정제된 녹말보다 포도당으로 변환되는 데 시간이 많이 걸리므로 슬로 릴리스 당류이다.

반면에, 백설탕, 포도당, 콜라나 주스처럼 정제된 당류는 먹은 직후 혈당치를 급격하게 상승시키는 fast release

당류로서 몸에 나쁘다. 혈당치가 급격히 상승하면 우리 몸은 우선 포도당을 세포 속에 받아들여 연료로 사용한다. 그러나 세포가 더 이상 필요로 하지 않으면 포도당은 근육과 간에 글리코겐 형태로 저장되고, 이후에도 남는 포도당은 지방 형태로 전환되어 축적됨으로써 비만의 원인이 된다.

어떤 식품을 섭취한 후 혈당이 올라가는 정도를 수치로 나타낸 것이 GI(Glycemic Index, 혈당지수)다. 식품의 GI 지수는 포도당을 기준(100)으로 나타낸다.

GI 지수가 55 이하인 슬로우 릴리스 식품을 중심으로 식단을 짜는 것이 좋다.

2) 지방

뇌에 필요한 다섯 가지의 지방산은 포화지방산, 단일불포화지방산, 콜레스테롤, 그리고 다중불포화지방산인 오메가-3 와 오메가-6 이다. 앞의 3개는 몸속에서 만들어지지만, 오메가-3 와 오메가-6 는 몸속에서 만들 수 없기 때문에 반드시 음식으로 섭취해야 하므로, 필수 지방산이라고 부른다.

제4장 뇌(腦) 건강

　오메가-3와 오메가-6의 비율은 1 : 1이 바람직하다. 현재 이 비율은 미국이나 영국인은 1 : 20~30이다. 미국이나 영국에서 알츠하이머병이 폭발적으로 늘고 있는데, 그 원인 중 하나로 지적되고 있는 것이 오메가-6에 극단적으로 편향된 지방 섭취이다.

　오메가-6는 약과 가공식품, 특히 액상 과당(果糖)에 많이 들어 있으며, 세로토닌과 도파민의 교란을 불러 우울증과 폭력성의 원인으로 작용한다.

　아마인유, 유채 기름, 호박, 호두, 잎채소에는 오메가-3 가운데 가장 간단한 구조인 알파리놀렌산이 많이 들어 있다. 오메가-3 계열인 EPA와 DHA는 삼치, 고등어, 정어리, 참치처럼 등 푸른 생선에 많이 함유되어 있다.

　육류나 유제품에 많은 오메가-6 지방산은 효소의 작용에 의해 몇 단계를 거쳐 프로스타글란딘(PG)으로 전환되는데, 오메가-3와 달리 감마리놀렌산을 경유해서 아라키돈산을 거쳐 염증을 일으키는 PG-2형으로, 또는 염증을 막아주는 PG-1형이 만들어 진다. 즉, 오메가-6에서는 좋은 PG와 나쁜 PG도 만든다.

3) 인지질(燐脂質)

　인지질은 기분을 고양시키고 의욕을 불러일으키며, 노화에 의한 기억력 감퇴나 알츠하이머병의 발병을 예방하는 효과도 있다. 인지질은 달걀이나 내장, 콩 식품에 특히 많이 들어 있다. 살쾡이나 치타처럼 육식을 하는 야생동물이 사냥한 먹이의 장기(臟器)나 머리를 가장 먼저 먹는 것은 여기에 인지질이 풍부하다는 것을 본능적으로 알고 있기 때문이다.

　한편, 콜레스테롤도 부정적인 면이 강조되는 경우가 많지만, 콜레스테롤은 뇌와 마음의 건강에 반드시 필요한 영양소이고, 뇌에 대량으로 존재하며 신경세포막의 유연성을 적절하게 유지하며. 몸 속에서 남성 호르몬인 테스토스테론, 여성 호르몬인 에스트로겐, 스트레스에 맞서 싸우는 코르티솔을 만드는 등 중요한 역할을 한다.

 "생활건강사용설명서" 류영창 지음, 해빛 간

제5장

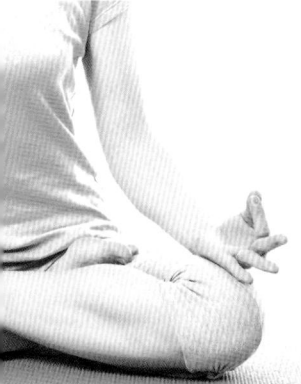

Mind Control

느리고 깊은 호흡은 건강관리에 큰 역할을 한다.
하루 20분의 명상은 건강관리 및 지혜함양을
위한 최고의 무기다.

Mind Control

느리고 깊은 호흡은 건강관리에
큰 역할을 한다.
하루 20분의 명상은 건강관리 및
지혜함양을 위한 최고의 무기다.

1. 호흡의 효능

"느리고 깊은 호흡은 건강관리에 큰 역할을 한다."

느린 호흡이 왜 좋은가?

긴장을 풀고 싶을 때나 침착함을 되찾고 싶을 때 우리는 심호흡을 한다. 이유는 알지 못해도 심호흡을 하면 마음이 차분해지는 것을 경험으로 알고 있다. 느리고 깊은 호흡을 하면 부교감신경을 자극해 혈관이 확장되고 말초 혈관까지 혈류가 좋아진다. 그리고 혈류가 좋아지면 근육이 이완되고 몸의 긴장이 풀린다.

호흡이 몸에 미치는 영향은 매우 크다. 예를 들어, 외과 수술시 경험이 적은 의사가 너무 긴장하여 저산소(低酸素) 상태가 되면서 손이 떨리고 머리가 멍해질 때 선배 의사가 '젊은 의사의 등을 한 번 힘껏 친다'고 한다. 그러면 그는 화들짝 놀라 정신을 차리고 한순간이지만 깊은 호흡을 하게 된다. 그러면 손이 떨리는 증상이 멈추고 머리도 다시 평소처럼 움직인다고 한다.

느리고 긴 호흡은 '1대2' 또는 '1대3' 호흡을 하면 된다.

제5장 Mind Control

복식호흡의 효과

폐 안에는 '허파꽈리'라고도 불리는 포도알처럼 생긴 폐포(肺胞)들이 있다. 폐포에서 공기와 혈액이 접촉하면서 가스 교환을 신속하게 한다. 3억 개의 폐포를 다 펼쳐 놓으면 무려 70㎡나 되는데, 이곳에서 하루 1만 리터에 달하는 공기가 교환된다. 태어나면서 복식호흡을 하다가 성인이 되면 가슴이 움직이는 흉식 호흡을 하게 된다. 횡격막을 최대한 이용하는 복식호흡이 횡경막에 연결되어 있는 미주신경을 자극하여 부교감신경을 활성화하므로 건강에 도움이 된다.

1) 비만관리 효과

KBS-TV 〈생로병사의 비밀〉 제작팀에서 비만이라고 생각되는 성인 남녀 10명에 대해서 그간의 생활습관과 식사량을 유지한 채 하루 30분씩 복식호흡을 하도록 한 결과, 10명중 7명에게서 체지방량 감소의 결과를 얻었다. 가장 큰 차이를 보인 참가자는 무려 6.3%(5.1kg)나 줄었다. 효과 본 사람들의 평균 체지방 감소량은 2.8%이었다. 이와 같이 복식호흡은 비만관리에도 효과가 있다.

칼로리 측면에서 「복식호흡 1시간 = 걷기 25분 = 맨손 체조 25분 = 자전거타기 35분」의 효과가 있다.

2) 혈압과 콜레스테롤 저하 효과

노르웨이 오슬로대학에서 '수다산 크리야'라는 요가식 복식호흡을 한 사람들의 수치를 조사했는데, 45일 후에 나쁜 콜레스테롤 LDL의 수치가 25~30%까지 감소한 반면, 좋은 콜레스테롤인 HDL의 수치는 오히려 증가했다.

바른 호흡법

1) 코만 이용해서 천천히 내쉰 후 들이마신다.
2) 가슴은 움직이지 않고 배만 움직인다.
3) 내쉬는 숨을 조금씩 길게 한다. 숙련이 되면 손은 내려 놓는다.
4) 1분에 10회, 하루에 10분으로 시작하여 점차 시간을 늘린다.
5) 대기오염이 심한 도시에서는 벤자민, 행운목, 고무나무 등 공기정화식물을 집안에 놓아 두어, 좋은 공기를 마시도록 노력한다.

2. Mind Control

"하루 20분의 명상은 건강관리 및 지혜함양을 위한 최고의 무기"

스트레스는 많은 병의 원인

스트레스는 많은 병의 원인이 된다. 미국의 프리드먼 박사의 연구에 따르면, 순종적이고 온화하며, 가슴에 묶인 것을 풀지 못하는 'C형 성격' 소유자가 암에 잘 걸리는 경향이 있다고 한다. 즉, "참아야지"하는 마음가짐은 스트레스를 더욱 증폭시키는 결과를 가져와 우리나라 특유의 화병(火病)도 유발한다.

mind control을 위한 명상

mind control에는 호흡법, 명상법 등이 있는 바, 명상법(대개 마음의 안정을 위하한 호흡법 포함)에 대하여 기술코자 한다.

뇌가 사물을 인식하고 그 사물에 대한 과거 정보를 자극해 그와 관련된 이미지나 소리, 촉감 등을 다시 상기

시킨다. 그게 다시 연쇄반응이 되어, 뇌에서 호르몬을 분비하는 매커니즘을 활용하는 것이 명상(瞑想, meditation)이다. 뇌는 오감을 통해 반응하고 그 반응은 뇌에서 호르몬을 만들어낸다. 이로 인해 안정감을 주는 알파(α)파가 증가하고 면역력이 높아진다.

명상은 어디서나 가능하다. 안방, 사무실은 물론이고 버스 속에서도 가능하다. 다만 명상의 효과를 높이려면 숲이나 계곡 같은 자연 속에서 하는 것이 좋다. 피톤치드, 물소리, 새소리, 나무 냄새 등이 명상의 효과를 훨씬 높여준다.

명상이 주는 건강 효과

암 통증 조절, 혈액순환 개선 등 신체적인 만성질환에 효과가 있다는 연구결과도 잇달아 발표되고 있다. 덕성여대에서 고혈압 약을 복용하고 있는 중년 여성 17명을 두 그룹으로 나눈 뒤, 한 그룹만 8주간 명상을 시켰다. 8주 후 명상그룹은 수축기혈압이 127에서 124mmHg, 이완기 혈압이 82에서 79mmHg로 낮아진 반면, 다른 그룹은 수축기 혈압이 126.94에서 127.49mmHg, 이완기 혈압은 78.44에서 80.89mmHg로 오히려 높아졌다.

제5장 Mind Control

명상에 일가견이 있는 사람들은 깨달음을 얻는 순간에 발산되는 세타(theta)파가 두드러지게 발산된다는 것이 밝혀졌다.

명상은 근육의 긴장을 풀어주고, 심박수와 혈압을 낮춰주고 깊게 숨쉬는 습관을 길러주고, 내면의 안정과 평화로움을 찾게 해 준다. 미국의 노화전문가 마이크 포셀이 주장하는 주요한 효과는 아래와 같다.

• 마이크 포셀이 주장하는 '명상의 효과'

1) 혈관을 확장시켜 혈류량을 높인다.
2) 혈압을 낮춰준다.
3) 근육의 긴장을 풀어준다.
4) 우울함을 덜어주는 세로토닌 수치를 높여준다.
5) 기억력을 높여준다.
6) '휴식 속에서 깨어있는 상태'를 만들어준다.
7) 교감신경계의 활동을 줄여 스트레스를 해소할 수 있게 도와준다.
8) 관상동맥이 두꺼워지는 현상을 막아준다.
9) 이성적인 판단을 담당하는 두뇌영역인 전전두엽 피질을 움직인다.

10) 면역체계를 강화시킨다.
11) LDL의 수준을 감소시킨다.
12) 감정적인 일들로부터 초연하게 만들어준다.
13) 복잡한 문제를 푸는 능력을 높여준다.
14) 잠 드는데 드는 시간을 줄여준다.
15) 내분비계에 조화를 가져온다.
16) 뇌하수체를 자극하여 높은 수준의 DHEA를 생성하게 만든다.
17) 통증을 조절해준다.
18) 스트레스 호르몬인 코르티솔을 줄여준다.
19) 뇌졸중의 위험을 줄여준다.
20) 마음을 관대하게 해준다.

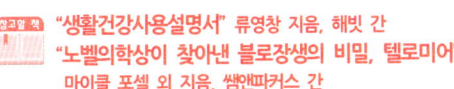

참고할 책 "생활건강사용설명서" 류영창 지음, 해빗 간
"노벨의학상이 찾아낸 불로장생의 비밀, 텔로미어"
마이클 포셀 외 지음, 쌤앤파커스 간

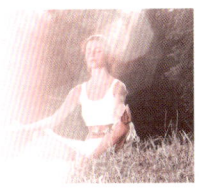

제6장

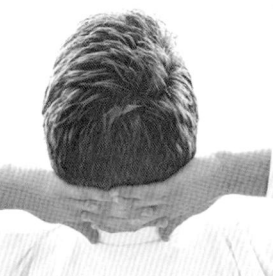

탈모 관리

탈모의 원인은 유전, 스트레스 등 다양하지만 음식의 영향도 크다.

탈모 관리

탈모의 원인은
유전, 스트레스 등 다양하지만
음식의 영향도 크다.

1. 탈모의 현황과 원인

탈모 현황

우리나라 탈모 인구는 약 1,000만 명으로 추산된다. 탈모는 중년 남성에 한정된 문제가 아니다. 남성 탈모환자의 55.3%는 20~30대다. 가발, 모발이식, 음식, 제약 등 탈모 시장 규모는 2014년 현재 연간 4조 원대에 이른다. 10년 전에 비해서 10배 커졌다.

탈모의 원인

"탈모의 원인은 유전, 스트레스 등 다양하지만 음식의 영향도 크다."

대부분의 질병은 10~30%는 부모에게 물려받은 유전적 요인에 좌우된다. 그러나 70~90%는 스트레스나 공해, 영양 불균형, 칼로리 과잉 등 환경적이고 후천적인 요인에 의해 발생한다.

제6장 탈모 관리

1) 유전적 요인

탈모의 원인은 다양하지만 가장 큰 원인은 DHT 때문이다. DHT는 테스토스테론에 5-알파-리덕타아제(reductase)라는 환원효소가 결합해 생성되는 물질이다. DHT는 모발의 생장기를 짧게 하고, 휴지기를 길게 한다. 정상적으로 자라고 있는 모발세포에 DHT가 들어오면 핵의 DNA에 세포파괴 신호가 전달되며, 이 신호에 의해 생성된 모낭 세포괴사인자(Cell Apoptosis Factor)들이 주변 모낭세포를 공격, 파괴하여 머리카락을 빠지게 한다.

전두부, 두정부는 DHT의 영향을 받지만 후두부는 영향을 받지 않는다.

2) 활성산소

- **탈모억제 유전자를 공격한다.**

체내에 과잉 생산된 활성산소는 유전자의 본체인 DNA를 공격한다. 활성산소의 작용에 의하여 수소결합으로 이루어진 DNA의 연결고리 부분이 절단되거나 염기(鹽基) 부분을 풀리게 하거나 염기를 산화시켜 다른 구조로 변하게 한다.

머리가 자외선이나 담배, 공해물질 등에 노출되고 이로 인해 두피 내에 활성산소가 과도하게 생성되면, 활성산소는 DHT 생산을 촉진하는 환원효소를 억제하는 유전자를 공격하여 변이를 일으켜 탈모를 일으킨다.

● **두피 혈관을 좁아지게 하고 모공을 막아버린다.**

잦은 고칼로리 음식의 섭취나 운동 부족으로 인해 혈관에 콜레스테롤이나 중성지방이 쌓이면 이를 에너지로 소비하기 위해 미토콘드리아에서 활성산소가 증가한다. 증가된 활성산소는 혈관내피에서 콜레스테롤과 결합하여 과산화지질로 변하게 되고 이 때문에 혈관이 좁아지고 탄력을 잃는다. 두피의 모세혈관은 매우 가늘기 때문에 혈관이 좁아짐에 바로 영향을 받아 모근에 영양공급이 되지 않고, 증가된 과산화지질이 모공을 막아버려 탈모를 일으킨다.

● **모근세포를 공격한다.**

세포내의 물질을 보호하고 세포간 물질이동을 조절하는 세포막을 과잉 생산된 활성산소가 공격하여 세포막을 망가뜨리면 세포는 울타리를 잃어버린다. 한마디로 활성

산소가 정상세포의 옷에 구멍을 뚫거나 아예 옷을 몽땅 벗겨버리는 꼴이 되는 셈이다. 이렇게 세포막이 손상된 모근 세포는 사멸하여 탈모를 일으킨다.

3) 스트레스

입사시험, 대학 입시 등이 있는 가을에 탈모 환자가 급증한다. 중요한 일들이 몰려 있어, 정신적 부담이 극대화되는 시기이다. 스트레스는 두피에 직격탄으로 작용한다.

스트레스를 받으면 코르티솔(cortisol) 호르몬이 증가한다. 이 현상이 반복되면 모세혈관이 수축돼 모낭에 영양이 공급되지 못하기 때문에 영양부족으로 모발이 자랄 수 없다.

또한 스트레스를 음주로 풀려하면 간에서 알코올을 분해할 때 생기는 아세트알데히드가 산소를 운반하는 적혈구와 결합한다. 알코올 찌꺼기는 혈액을 타고 모발로 간다. 영양을 공급받아야 하는 모낭은 심각한 손상을 입어 탈모 심화의 원인이 된다.

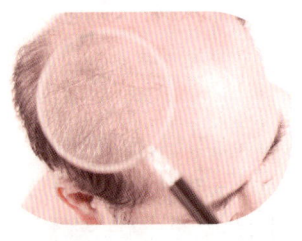

4) 식습관에 따른 혈액 오염 및 흡연

 미국인이 한국인에 비해 머리숱이 적다. 부자가 가난한 사람보다 탈모 가능성이 높다. 탈모 원인 중 하나인 영양과잉 때문이다. 지나친 영양 섭취로 혈관이 오염되면 모낭에 영양공급이 제대로 되지 못해 탈모가 발생하기 쉽다.

 탈모를 예방하려면 올바른 식습관을 가져야 한다. 미국의 탈모환자는 여성이 40%나 된다. 유전적으로 탈모 발현 가능성이 거의 없는 여성의 탈모가 심한 것은 식습관 탓이다. 그들은 포화지방, 트랜스지방 등 칼로리가 높은 음식들이 생활화되어 있다. 또 섭취하는 양도 많아 칼로리 과잉으로 비만 체형이 상당수다. 우리나라도 젊은 세대로 갈수록 서양음식에 친숙하다. 영화관에서 팝콘, 감자튀김에 캔 커피에 청량음료 등을 즐긴다. 친구들과의 만남에서 밥 대신 피자, 치킨, 햄버거, 핫도그, 빵 등으로 배를 채우기도 한다.

 인스턴트 식품이나 패스트푸드에 많은 액상과당, 트랜스지방, 포화지방 등은 모낭에 지방을 축적하고, 염증의 원인이 된다. 이와 같은 고칼로리 식품을 섭취하고 운동이 부족하면 혈관에 콜레스테롤이나 중성지방이 쌓인다.

제6장 탈모 관리

이로 인해 동맥경화가 발생하여 혈류량이 감소하면, 두피의 모세혈관에는 더욱 더 혈류량이 감소하여 모근에 영양 공급이 제대로 되지 않아 탈모가 일어난다. 이로 인한 탈모는 쉽게 치료되지 않는다.

흡연은 혈관을 수축시킨다. 수축된 혈관 때문에 혈액의 흐름이 원활하지 못하다. 이런 상황이 반복되면 혈액이 모낭에 공급되지 않아 탈모가 생긴다.

5) 두피질환 등

탈모를 부르는 대표적인 질환은 비듬이다. 또한 지루성 피부염을 비롯하여 건선, 아토피피부염 등 두피 관리 잘못으로 인한 경우가 많다.

또한 모낭세포 분열을 촉진하는 철분의 부족과 갑상선 기능 저하증으로 인한 탈모도 있다.

6) 원형 탈모

원형탈모의 원인은 분명하지 않지만, 면역체계에 이상이 생겨 발생하는 자가면역질환이다. 혈액 속의 T-임파구가 자신의 머리털을 인식하지 못하고 공격, 모공에 염증을 유발시켜 탈모가 일어나는 것이다.

2. 탈모 유전자 스위치를 누가 켜는가?

유전자를 작동 또는 억제하는 스위치가 있다. 예를 들면, 폐암 유전자가 있어도 금연하면 폐암이 되지 않지만 폐암 유전자가 없어도 담배를 많이 피우면 폐암이 될 확률이 12배 이상 증가한다. 탈모도 마찬가지다. 대표적인 사례가 일란성 쌍둥이인 세계적인 록그룹 비지스(BeeGees)의 로빈 깁과 모리스 깁이다. 로빈은 건강관리를 잘 했고 모리스는 술과 담배를 즐겼다. 로빈의 모발은 모리스보다 10배는 더 풍성하다.

탈모의 유전자 스위치를 켜는 주범인 동물성 단백질은 탈모 유전자에 착 달라붙는다. 그 결과 모낭 효소를 증가시켜 '탈모 스위치'를 켠다. 육식은 남녀 모두에게 탈모증을 유발한다.

그 다음으로 스위치를 켜는 놈이 과식(過食)이다. 과식을 하면 혈당이 높아지면서, 인슐린을 증가를 유발하면서, 모낭효소를 증가시킨다. 그 결과 '모낭의 저격수'인 DHT가 증가한다. 그 다음은 탈모로 이어진다.

3. 탈모 유전자 스위치를 끄는 방법

1) 동물성 음식 끊기

모낭 효소를 증가시키는 고기, 생선, 우유 등

2) 인슐린을 증가시키는 음식 끊기

정제된 탄수화물인 설탕, 밀가루 음식, 패스트푸드와 같은 음식은 인슐린 분비를 증가시킨다. 인슐린은 아라키돈산을 증가시키고, 그 결과 남성호르몬과 모낭효소를 동시에 증가시킨다.

3) 나쁜 지방 피하기

머리카락에 가장 나쁜 지방은 식물성 불포화지방인 오메가-6와 트랜스지방이다. 식용유, 마가린, 버터, 치즈에는 이러한 지방이 덩어리로 들어 있다. 이러한 불량 지방은 체내로 들어가 아라키돈산(동물성 오메가-6)으로 변한다. 아라키돈산은 모낭효소를 증가시킨다.

대머리로 고민하던 의사 방기호 원장이 찾아 낸 모낭효소 억제 약초 등 적극적인 발모(發毛)법을 소개한다. 이렇게 한 두 달만 노력해도 탈모가 줄어들고 3개월 후에는 머리카락이 두꺼워지는 것을 기대할 수 있단다.

4) 어성초, 자소엽, 녹차엽 활용

• 트리플 엔자임 콤플렉스 효소

1.8리터짜리 30도 과일 담금주를 기준으로 어성초 20g, 자소엽 10g, 녹차엽 10g을 유리병이나 플라스틱 발효병에 넣고, 병마개를 막고 3개월 직사광선 피하여 발효시킨 액(5~10ml)을 탈모부위에 아침, 저녁으로 바른다.

• 모낭효소 억제 음료 만들기

주전자에 물을 2~3리터 담고 어성초 6g과 자소엽 3g, 녹차엽 3g을 넣고 한 시간 동안 우린 후, 한 시간 동안 약한 불로 다린다. 다려진 발모차는 보리차 정도의 색깔이면 적당하고, 진하면 생수를 타서 마셔도 무방하다. 잘 식힌 후 공복에 적당량을 아침, 저녁으로 마신다.

5) 발모(發毛)밥

현미 90%, 조 5%, 수수 5%의 비율로 밥을 지어 먹는다. 백미보다 물을 10% 정도 더 넣어주면 맛있다. 특히 조와 수수에는 모낭효소를 억제하는 아연이 풍부하며, 모낭 손상을 복구하는 구리와 셀레늄, 마그네슘, 칼륨 등이 풍부하다.

 "남자의 밥상", 방기호 지음, 위즈덤하우스